Rajdeep Kour
Neha Sharma
Akshaya N Shetti

Dominar a arte da interpretação de ECG: Manter as coisas simples e tolas

Rajdeep Kour
Neha Sharma
Akshaya N Shetti

Dominar a arte da interpretação de ECG: Manter as coisas simples e tolas

Estratégias práticas para uma análise exacta e eficiente do ECG

ScienciaScripts

Imprint

Cover image: www.ingimage.com

This book is a translation from the original published under ISBN 978-620-6-15861-5.

Publisher:
Sciencia Scripts
is a trademark of
Dodo Books Indian Ocean Ltd. and OmniScriptum S.R.L publishing group

120 High Road, East Finchley, London, N2 9ED, United Kingdom
Str. Armeneasca 28/1, office 1, Chisinau MD-2012, Republic of Moldova, Europe
Printed at: see last page
ISBN: 978-620-6-00305-2

Autores que contribuem

1. **Dr. Rajdeep Kour**, Professor Assistente, Departamento de Anestesia, GMC Jammu, Índia

2. **Dra. Bhavika Singla,** Professora Assistente, Departamento de Anestesiologia, Faculdade de Medicina de Muzaffarnagar, Muzaffarnagar, afiliada à Universidade de Medicina Atal Bihari Vajpayee (ABVMU), Lucknow, Índia.

3. **Dra. Sheetal Panwar,** residente sénior do Departamento de Anestesia, Faculdade de Medicina e Instituto de Investigação Index, Indore, Madhya Pradesh, Índia

4. **Dr. Akshaya N Shetti,** Professor, Departamento de Anestesiologia e Cuidados Críticos, DBVP Rural Medical College, Loni, Maharashtra, Índia.

5. **Dra. Priyanka Gupta,** Professora Assistente no Departamento de Anestesia da Faculdade de Medicina S.R.V.S. Shivpuri, Madhya Pradesh, Índia.

6. **Dr. Vaibhav Gupta,** Residente Sénior no Departamento de Anestesia da Faculdade de Medicina S.R.V.S. Shivpuri, Madhya Pradesh, Índia.

7. **Dr. Neha Sharma,** Professor Assistente, Departamento de Anestesia GMC Jammu, Jammu (J&K).

8. **Dr. Kirtish Acharya,** PG Residente, Departamento de Fisiologia, MKCG Medical College, Berhampur, Odisha, Índia.

9. **Dra. Sheetal Panwar,** residente sénior do Departamento de Anestesia, Index Medical College and Research Institute, Indore, Madhya Pradesh, Índia.

10. **Dr. Mohamed Nidhal S,** Neuroanestesiologista e Intensivista Consultor, H&M Hospital, Sithalapakkam, Chennai, Tamil Nadu, Índia.

11. **Dr. Jimish D Trivedi,** Professor Assistente no Departamento de Medicina, GMERS Gandhinagar, Gujarat, Índia.

Prefácio

A electrocardiografia (ECG) é uma ferramenta de diagnóstico não invasiva e muito utilizada na prática clínica. Fornece informações valiosas sobre a actividade eléctrica do coração e é utilizado para diagnosticar uma variedade de doenças cardíacas. No entanto, a interpretação de ECGs pode ser uma tarefa difícil, mesmo para clínicos experientes. A interpretação de ECGs requer uma compreensão profunda dos princípios da electrofisiologia cardíaca e uma capacidade de reconhecer padrões complexos e anomalias subtis.

Apesar da sua complexidade, a interpretação do ECG é uma competência essencial para os profissionais de saúde, especialmente para os que trabalham em serviços de urgência, cardiologia e cuidados intensivos. Um diagnóstico correcto e um tratamento imediato com base nos resultados do ECG podem salvar vidas. Por conseguinte, dominar a arte da interpretação de ECG é uma competência crucial para os profissionais de saúde, e manter a simplicidade é a chave.

Neste livro, o nosso objectivo é fornecer um guia completo para a interpretação de ECG que seja simples, mas abrangente. Concentramo-nos nos conceitos e princípios fundamentais da interpretação de ECG e apresentamo-los num formato de fácil utilização. Utilizamos uma abordagem passo a passo, começando com os conceitos básicos da forma de onda do ECG e avançando gradualmente para os padrões e anomalias mais complexos do ECG.

A nossa abordagem à interpretação do ECG baseia-se no princípio "keep it simple silly" (KISS). Acreditamos que a interpretação do ECG pode ser simplificada se nos concentrarmos nas características mais essenciais da forma de onda do ECG e ignorarmos o ruído. Evitamos utilizar jargão complexo e pormenores técnicos desnecessários que possam confundir o leitor. Em vez disso, utilizamos uma linguagem simples e ilustrações claras para explicar conceitos complexos.

O livro está organizado em capítulos que cobrem diferentes aspectos da interpretação do ECG, começando com os princípios básicos da electrofisiologia cardíaca e a forma de onda do ECG. Em seguida, passamos a discutir os vários componentes do ECG, como a onda P, o complexo QRS e a onda T. Também abordamos as diferentes derivações do ECG e os diferentes tipos de aparelhos de ECG.

Nos capítulos seguintes, aprofundamos os diferentes padrões e anomalias do ECG, tais como arritmias, isquemia e anomalias de condução. Também incluímos alguns ECGs para fins práticos para os leitores.

O nosso livro destina-se a profissionais de saúde envolvidos no tratamento de doentes com problemas cardíacos, incluindo médicos, enfermeiros, paramédicos e estudantes. Acreditamos que o nosso livro será útil tanto para principiantes como para profissionais experientes que pretendam melhorar as suas capacidades de interpretação de ECG.

Este livro será particularmente útil para estudantes de pós-graduação que estão a preparar-se para exames que incluem a interpretação de ECG como parte da avaliação. A abordagem passo-a-passo e a linguagem simples utilizadas no livro ajudarão os estudantes a compreender os conceitos fundamentais da interpretação de ECG e a desenvolver as suas capacidades de reconhecimento de padrões anormais. Os cenários de casos reais e a cobertura abrangente de diferentes anomalias de ECG também ajudarão os estudantes a aplicar os seus conhecimentos na prática clínica. Ao dominar a arte da interpretação de ECG com a ajuda deste livro, os estudantes de pós-graduação podem aumentar a sua confiança e melhorar o seu desempenho nos exames e na sua futura prática clínica.

O ECG é apenas um componente de uma avaliação cardíaca abrangente. Embora o ECG forneça informações cruciais sobre a actividade eléctrica do coração, não fornece uma imagem completa da saúde cardíaca global do doente. Por isso, é importante que os prestadores de cuidados de saúde vejam o ECG como uma ferramenta para ajudar no diagnóstico e gestão de doenças cardíacas, e não como um fim em si mesmo.

Para conseguir uma avaliação abrangente, os profissionais de saúde devem considerar a história clínica do doente, os resultados do exame físico, os resultados laboratoriais e outros testes de diagnóstico em conjunto com o ECG. Ao integrar essas diferentes fontes de informação, os profissionais de saúde podem desenvolver um diagnóstico e um plano de tratamento mais precisos que atendam às necessidades individuais do paciente.

Em alguns casos, podem ser necessários outros exames de diagnóstico, como testes de esforço, ecocardiografia ou cateterismo cardíaco, para confirmar ou excluir um diagnóstico suspeito.

Em geral, embora o ECG seja uma ferramenta de diagnóstico importante, deve ser visto como parte de um processo de diagnóstico e tratamento mais alargado. Utilizando o ECG em conjunto com outros testes de diagnóstico e tendo em conta as circunstâncias individuais do doente, os profissionais de saúde podem fornecer o diagnóstico mais exacto e o tratamento mais eficaz para os seus doentes.

A interpretação do ECG é uma competência complexa que requer uma compreensão profunda da electrofisiologia cardíaca e uma capacidade de reconhecer padrões complexos e anomalias subtis. Neste livro, o nosso objectivo é fornecer um guia completo para a interpretação de ECG que seja simples, mas abrangente. A nossa abordagem baseia-se no princípio KISS, que acreditamos ser a chave para dominar a arte da interpretação de ECG. Esperamos que o nosso livro seja um recurso valioso para os profissionais de saúde que pretendam melhorar as suas capacidades de interpretação de ECG e prestar melhores cuidados aos seus doentes.

Por último, o ECG é um instrumento de diagnóstico que regista a actividade eléctrica do coração. É um exame não invasivo, simples e rápido, muito utilizado para diagnosticar várias doenças cardíacas, incluindo arritmias, ataques cardíacos e insuficiência cardíaca. No entanto, é importante compreender que o ECG é apenas uma parte do processo de diagnóstico e deve ser sempre interpretado no contexto da apresentação clínica do doente.

Embora o ECG possa fornecer informações valiosas sobre a actividade eléctrica do coração, nem sempre fornece uma imagem completa do estado cardíaco do doente. Por exemplo, um ECG normal não exclui a possibilidade de doença cardíaca, e um ECG anormal não significa necessariamente que o doente tem uma doença cardíaca. A correlação clínica, que envolve levar em conta os sintomas do paciente, a história clínica e os achados do exame físico, é essencial para interpretar o ECG com precisão e fazer um diagnóstico preciso.

Apesar das suas limitações, o ECG continua a ser uma ferramenta valiosa para o diagnóstico e monitorização de problemas cardíacos. É um exame não invasivo, de baixo custo e amplamente disponível, que pode ser efectuado de forma rápida e fácil. Em muitos casos, o ECG pode fornecer informações importantes que ajudam a orientar a tomada de decisões clínicas e o tratamento.

ÍNDICE

Capítulo 1: A centelha da inovação: Uma breve história do ECG e o estado actual...... 10

Capítulo 2: O papel do ECG e a normalização.. 14

Capítulo 3: A colocação das derivações do ECG.. 23

Capítulo 4: A onda cardíaca: Padrões essenciais de ECG.. 27

Capítulo 5: Interpretação do ritmo das ondas do ECG 31

Capítulo 6: O cálculo da frequência cardíaca... 35

Capítulo 7: A formação da onda P, interpretação e seu significado 39

Capítulo 8: O intervalo PR e a formação do segmento, interpretação e seu significado 43

Capítulo 9: Aumento dos ventrículos e resultados do ECG 51

Capítulo 10: Compreender o eixo cardíaco 54

Capítulo 11: O segmento ST e as suas implicações... 59

Capítulo 12: Formação de ondas T e suas implicações.. 67

Capítulo 13: Bloqueios de ramo 71

Capítulo 14: Praticar a leitura de ECG.. 78

Capítulo 1: A centelha da inovação: Uma breve história do ECG e o estado actual

Autor:

Dr. Rajdeep Kour, Professor Assistente, Departamento de Anestesia, GMC Jammu, Índia .

As origens da electrocardiografia remontam ao final do século XIX. Em 1872, um fisiologista britânico chamado Augustus Waller publicou o primeiro electrocardiograma registado, a que chamou "registo gráfico da acção do coração". Waller utilizou um electrómetro capilar Lippmann para registar a actividade eléctrica do coração de um cão e observou padrões distintos nos traçados que correspondiam às diferentes fases do ciclo cardíaco.

O electrocardiógrafo original desenvolvido por Willem Einthoven em 1901 utilizava um galvanómetro de fio para registar a actividade eléctrica do coração. Um galvanómetro é um instrumento que mede a corrente eléctrica e funciona através da detecção do campo magnético gerado por uma corrente que flui através de um fio. No caso do galvanómetro de fio, um fio metálico fino era suspenso entre dois ímanes e, quando uma corrente eléctrica passava pelo fio, criava um campo magnético que fazia com que o fio rodasse.

O galvanómetro de fio utilizado na máquina de ECG original era um instrumento altamente sensível que podia detectar até mesmo pequenas correntes eléctricas do coração. Consistia num fino fio de quartzo revestido a prata e suspenso entre dois potentes electroímanes. Quando uma corrente fluía através do fio, o campo magnético fazia com que o fio rodasse, e esta rotação era amplificada e registada numa placa fotográfica em movimento.

O galvanómetro de cordas foi uma melhoria significativa em relação aos métodos anteriores de registo da actividade eléctrica do coração, que envolviam a colocação de eléctrodos directamente na pele ou a utilização de instrumentos rudimentares para medir os sinais eléctricos. Com o galvanómetro de cordas, Einthoven conseguiu registar sinais eléctricos com muito maior precisão e exactidão, o que lhe permitiu desenvolver um sistema normalizado para interpretar as formas de onda do ECG.

Embora o galvanómetro de cordas tenha acabado por ser substituído por outros tipos de galvanómetros e amplificadores electrónicos, continua a ser um marco importante no desenvolvimento da tecnologia de ECG. A sensibilidade e a precisão do galvanómetro de cordas abriram caminho para métodos mais sofisticados e fiáveis de medição e interpretação da actividade eléctrica do coração e estabeleceram o ECG como uma ferramenta essencial no diagnóstico e tratamento de doenças cardíacas.

Nos anos que se seguiram, outros investigadores começaram a explorar o potencial da electrocardiografia para o diagnóstico de doenças cardíacas em seres humanos. Em 1895, Willem Einthoven, um médico e fisiologista holandês, apresentou o primeiro electrocardiógrafo prático, que utilizava um galvanómetro de fio para registar os sinais eléctricos do coração. A invenção de Einthoven tornou possível registar e analisar a actividade eléctrica do coração de uma forma padronizada e reproduzível, e lançou as bases para a interpretação moderna do ECG.

Einthoven foi também responsável pelo desenvolvimento do sistema padrão para descrever e interpretar as formas de onda do ECG que ainda é utilizado actualmente. Em 1903, ele introduziu os termos "onda P", "complexo QRS" e "onda T" para descrever os diferentes componentes da forma de onda do ECG e estabeleceu as convenções para medir intervalos e amplitudes.

Nas décadas seguintes, a interpretação do ECG tornou-se uma ferramenta cada vez mais importante para o diagnóstico e gestão de doenças cardíacas. Durante a Segunda Guerra Mundial, os aparelhos de ECG foram utilizados para despistar doenças cardíacas nos soldados e a sua utilização generalizada em hospitais e clínicas ajudou a estabelecer a interpretação do ECG como um componente padrão da avaliação cardíaca.

Nos anos que se seguiram, os avanços na tecnologia e na capacidade de computação permitiram aos investigadores desenvolver métodos mais sofisticados para analisar as formas de onda do ECG. Os algoritmos informáticos e as técnicas de inteligência artificial têm sido aplicados à interpretação do ECG, melhorando a precisão do diagnóstico e ajudando a identificar anomalias subtis que podem passar despercebidas ao olho humano.

Actualmente, a interpretação do ECG continua a ser uma ferramenta crítica no diagnóstico e gestão de doenças cardíacas. Os avanços na tecnologia e na capacidade de computação continuam a alargar os limites da interpretação do ECG, e estão a ser desenvolvidas novas técnicas para melhorar ainda mais a precisão e a utilidade da análise do ECG.

Apesar do desenvolvimento de máquinas mais recentes para o tratamento de doenças cardíacas, a electrocardiografia (ECG) continua a ser uma ferramenta essencial no diagnóstico e tratamento de doenças cardíacas. O ECG é um método não invasivo, económico e de fácil acesso para avaliar a actividade eléctrica do coração e detectar anomalias. É uma forma rápida e fiável de diagnosticar várias doenças cardíacas, incluindo arritmias, isquemia, enfarte do miocárdio e insuficiência cardíaca. Além disso, o ECG é utilizado por rotina em hospitais e clínicas de todo o mundo, e a sua normalização permite uma fácil comunicação e interpretação dos resultados. Embora outras modalidades de diagnóstico, como a ecocardiografia, a ressonância magnética cardíaca e a medicina nuclear, possam fornecer informações mais detalhadas, nem sempre estão prontamente disponíveis ou são viáveis em todos os contextos clínicos. Por conseguinte, o ECG continua a ser um instrumento de diagnóstico valioso para os médicos e um componente crucial da avaliação cardíaca, especialmente em situações de emergência em que o diagnóstico e a intervenção imediatos são fundamentais.

Capítulo 2: O papel do ECG e a normalização

Autor:

Dra. Bhavika Singla, professora assistente, Departamento de Anestesiologia, Faculdade de Medicina de Muzaffarnagar, Muzaffarnagar, afiliada à Universidade de Medicina Atal Bihari Vajpayee (ABVMU), Lucknow, Índia.

Um papel de ECG é um tipo especial de papel utilizado para registar a actividade eléctrica do coração. É um papel quadriculado com linhas horizontais e verticais que criam pequenos quadrados, em que cada quadrado representa um tempo e uma tensão específicos. O papel foi concebido para acomodar as várias configurações de derivação utilizadas nos registos de ECG.

O papel para ECG está disponível em diferentes tamanhos, sendo o mais comum o papel para ECG de 12 derivações. O papel de ECG de 12 derivações tem seis linhas horizontais por segundo e linhas verticais de 10 mm, o que cria pequenos quadrados que medem 1 mm x 1 mm. Cada derivação é impressa no papel numa configuração específica, com as derivações I, II e III a aparecerem no topo do papel, seguidas das derivações aumentadas (aVR, aVL e aVF) e depois das derivações precordiais (V1-V6). Seguindo a colocação das derivações e a grelha, o médico pode interpretar a actividade eléctrica do coração e identificar quaisquer anomalias.

O papel de ECG pode ser de canal único ou multicanal, dependendo do número de derivações a serem registadas. O papel para ECG de canal único é utilizado para registar uma única derivação de cada vez, enquanto o papel para ECG multicanal pode registar até 12 derivações em simultâneo. O papel de ECG multicanal é normalmente utilizado em hospitais e clínicas, enquanto o papel de ECG monocanal é frequentemente utilizado em situações de emergência e locais remotos onde o acesso a uma máquina de ECG completa é limitado.

O papel para ECG é normalmente revestido com um material sensível ao calor que reage à corrente eléctrica dos eléctrodos. À medida que a corrente passa pelo papel, gera calor, o que faz com que o papel mude de cor ou escureça. Isto cria um registo permanente da forma de onda do ECG, que pode ser revisto e interpretado por um médico.

Em geral, o papel de ECG é um componente essencial do registo de ECG, fornecendo uma representação visual da actividade eléctrica do coração. A sua padronização permite uma fácil interpretação e comunicação dos resultados, tornando-o uma ferramenta indispensável para os médicos e outros prestadores de cuidados de saúde no diagnóstico e tratamento de doenças cardíacas.

O eixo x do papel de ECG corresponde ao tempo, enquanto o eixo y corresponde à amplitude. (Como se mostra na Fig. 2a)

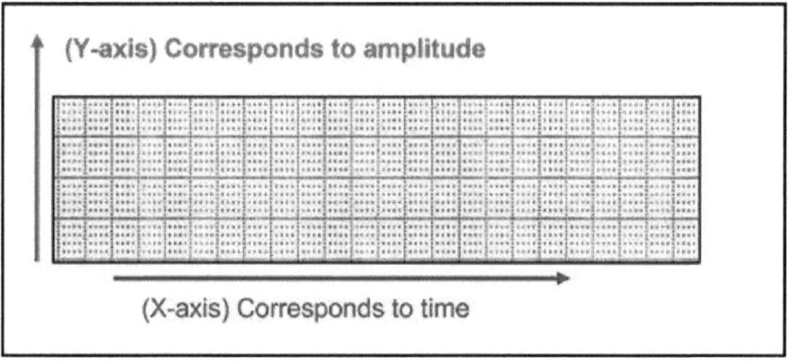

Fig 2a: Os eixos x e y no papel ECG correspondem ao tempo e à amplitude, respectivamente

O papel e as caixas de ECG:

O papel de ECG tem caixas que representam a tensão e o tempo. A maioria dos papéis de ECG está bem demarcada para caixas grandes e caixas pequenas.

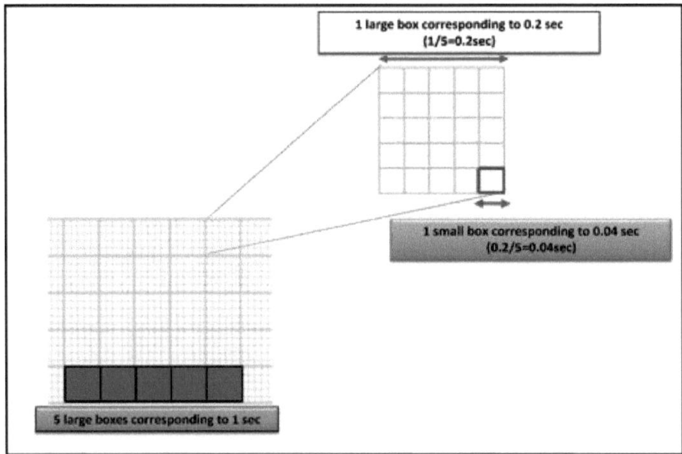

Fig 2b: O papel e as caixas de ECG e a sua relação com o tempo no eixo x

Na máquina ECG, o papel corre a uma velocidade de 25 mm/s. Em cada segundo, o que significa que o papel se move cerca de 5 caixas grandes ou 25 caixas pequenas em direcções horizontais.

Desta forma, podemos calcular o tempo para cada movimento de caixa grande e de caixa pequena.

5 caixas grandes são cobertas num segundo, o que significa que são necessários 0,2 segundos para cobrir uma caixa grande ou 0,04 segundos para cobrir uma caixa pequena. (Fig. 2b)

Deve manter-se este conhecimento básico da duração do tempo enquanto se pratica a leitura de ECG. É mais fácil recordar os valores normais em termos de caixas do que de tempo de duração. Nos capítulos seguintes, isto será clarificado.

No papel de ECG, a direcção vertical corresponde à voltagem dos complexos de ECG. As duas caixas grandes correspondem a 10mm, o que equivale a 1mv. (Fig. 2c)

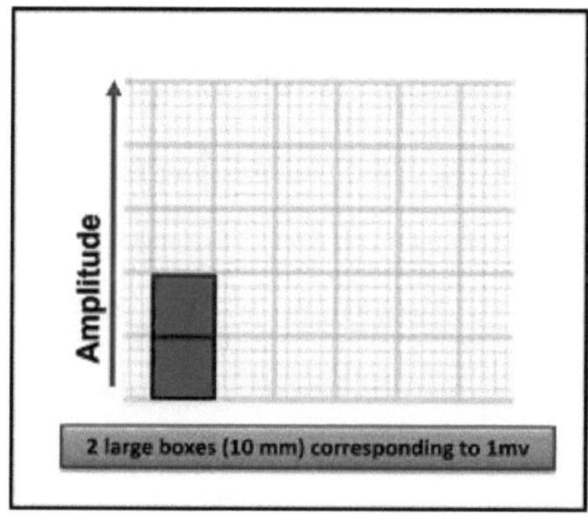

Fig 2c: O papel e as caixas do ECG e a sua relação com o tempo no eixo y

A tensão é um aspecto importante de uma leitura de ECG, uma vez que representa a amplitude ou força dos sinais eléctricos gerados pelo coração. No registo de ECG, a tensão é representada no eixo vertical do papel de ECG. As medições de tensão no papel de ECG são fundamentais para identificar as várias formas de onda e ritmos do coração. A amplitude da forma de onda do ECG pode ser afectada por vários factores, incluindo a intensidade dos sinais eléctricos gerados pelo coração, a posição dos eléctrodos no corpo e a qualidade do equipamento de registo. Por isso, é importante que os profissionais de saúde interpretem cuidadosamente as medições de tensão no papel de ECG, tendo em conta estes vários factores e a história clínica de cada doente.

A normalização da máquina de ECG.

A normalização em máquinas de ECG refere-se à uniformidade das medições em diferentes dispositivos e entre diferentes prestadores de cuidados de saúde. O objectivo da normalização é garantir que as leituras de ECG são precisas e consistentes, para que os prestadores de cuidados de saúde possam fazer diagnósticos e tomar decisões de tratamento fiáveis.

O processo de normalização envolve uma série de factores, incluindo a calibração da máquina de ECG, a formação dos prestadores de cuidados de saúde e a adesão a directrizes e protocolos estabelecidos para a interpretação do ECG. Um aspecto importante da normalização é a calibração da máquina de ECG, que garante que as medições de tensão e tempo no papel de ECG são exactas e consistentes. A calibração pode ser efectuada manual ou automaticamente e, normalmente, é feita utilizando um gerador de sinais padronizado que produz um sinal eléctrico conhecido que pode ser comparado com a forma de onda do ECG.

A calibração padrão de uma máquina de ECG é um passo essencial para garantir que as medições de tensão e tempo no papel de ECG são exactas e consistentes. A calibração mais utilizada nas máquinas de ECG é de 10 mm/mv, o que significa que se espera que um sinal de calibração de 1 mili Volt produza um rectângulo de 10 mm de altura e 5 mm de largura no papel de ECG. Esta normalização permite que os prestadores de cuidados de saúde meçam com precisão a amplitude e a duração das formas de onda do ECG e tomem diagnósticos e decisões de tratamento fiáveis com base nessas medições. A calibração da máquina de ECG pode ser efectuada manual ou automaticamente, utilizando um gerador de sinais padronizado que produz um sinal eléctrico conhecido. Ao garantir que a máquina de ECG está correctamente calibrada, os prestadores de cuidados de saúde podem prestar cuidados de elevada qualidade a doentes com problemas cardíacos e ajudar a evitar diagnósticos errados ou tratamentos incorrectos.

O que ver na normalização?

O ECG deve ser padronizado. Este deve ser o primeiro passo para verificar se a padronização é feita correctamente ou não. A curva de padronização no ECG deve ter uma deflexão ascendente de 10mm, ou seja, uma curva de 1mv e o papel deve correr a uma velocidade de 25mm/seg. (Fig. 2d)

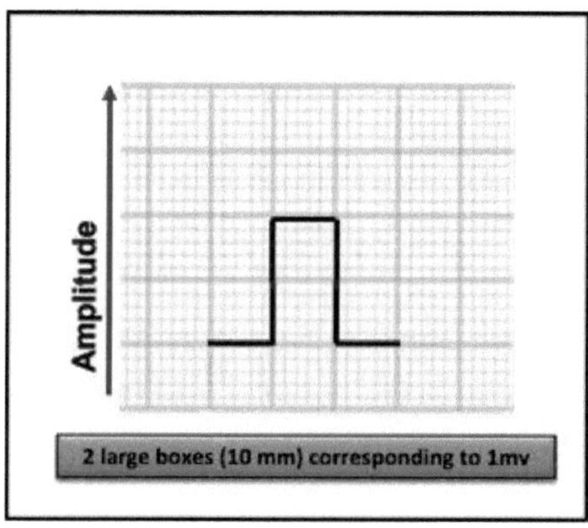

Fig. 2d: A curva de normalização no ECG

Deve ter-se em atenção a sobre e sub-calibração do aparelho de ECG, que pode transformar um ECG normal num anormal. Os seguintes ECG (2e, f, g) descrevem os tipos de calibração do ECG.

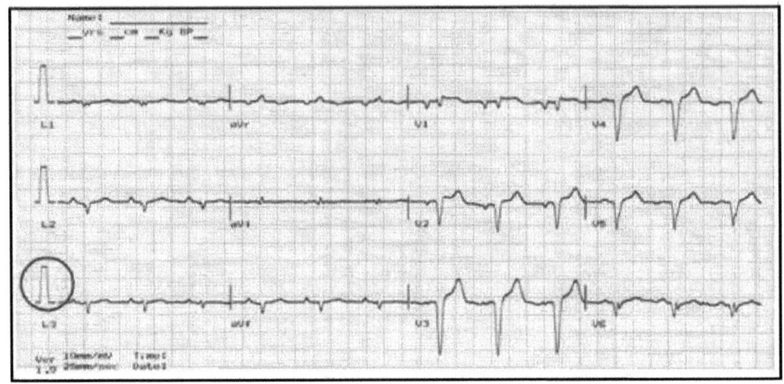

Fig. 2e: A curva de normalização circundada acima (a vermelho) mostra que o ECG está registado com uma calibração normal.

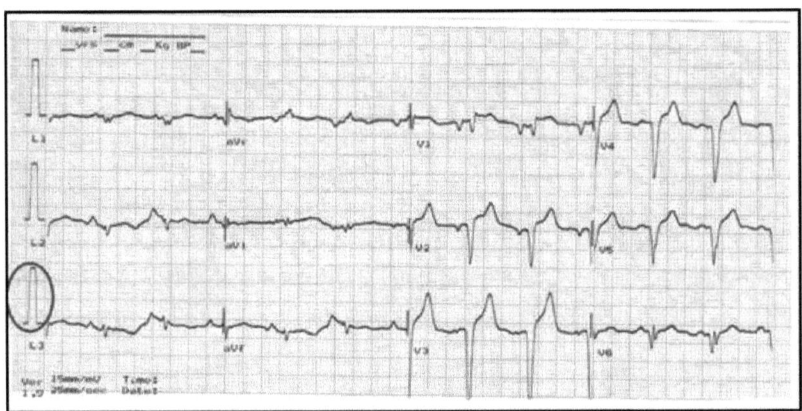

Fig. 2f: A curva de padronização que está rodeada acima (vermelho) mostra que o ECG está sobrecalibrado.

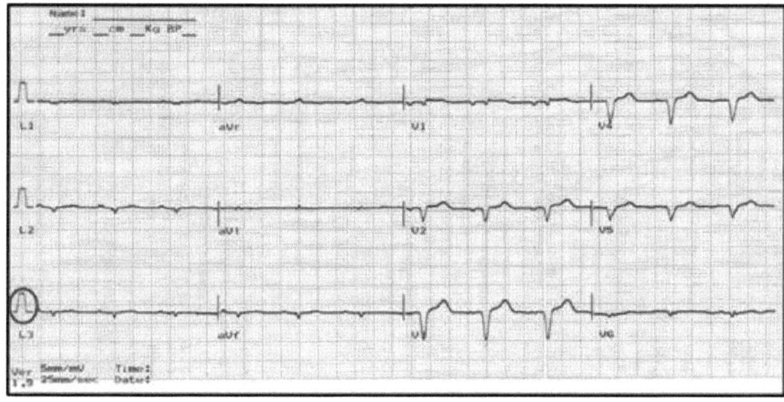

Fig. 2g: A curva de normalização circundada acima (vermelho) mostra que o ECG está sub-calibrado.

A velocidade de varrimento das ondas ECG.

A velocidade de varrimento das ondas de ECG refere-se à velocidade a que o papel se move através da máquina de ECG durante o processo de registo. Esta velocidade é medida em milímetros por segundo (mm/s) e determina a rapidez com que as ondas de actividade eléctrica do coração são registadas e apresentadas no papel. A velocidade de varrimento padrão para a maioria das máquinas de ECG é de 25 mm/s, o que significa que o papel se move 25 milímetros num segundo. Esta velocidade permite um registo detalhado e preciso da actividade eléctrica do coração. No entanto, algumas máquinas têm a opção de ajustar a velocidade de varrimento para taxas mais rápidas ou mais lentas. Uma velocidade de varrimento mais rápida pode ser útil para registar intervalos de tempo mais curtos, enquanto uma velocidade de varrimento mais lenta pode fornecer mais detalhes em registos mais longos. É importante notar que se deve procurar a velocidade de varrimento no ECG, caso contrário há a possibilidade de o ECG ser mal interpretado, especialmente a aparência visual do intervalo RR pode tornar-se maior se a velocidade for alta e o intervalo RR torna-se mais curto se a velocidade for mais baixa. Seguem-se exemplos de velocidade de varrimento.

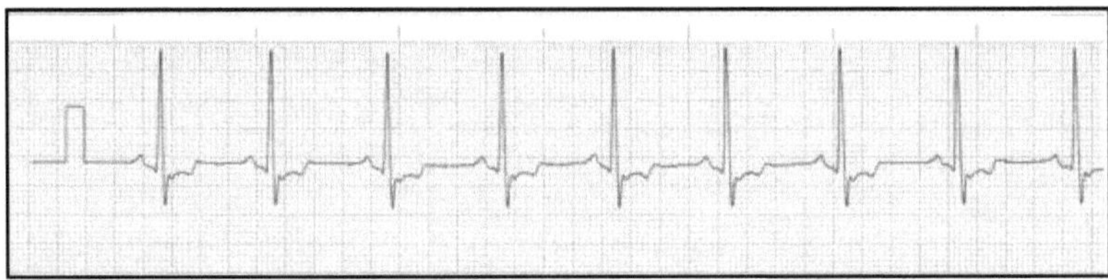

Fig 2h: O registo normal do ECG à velocidade de 25 mm/seg.

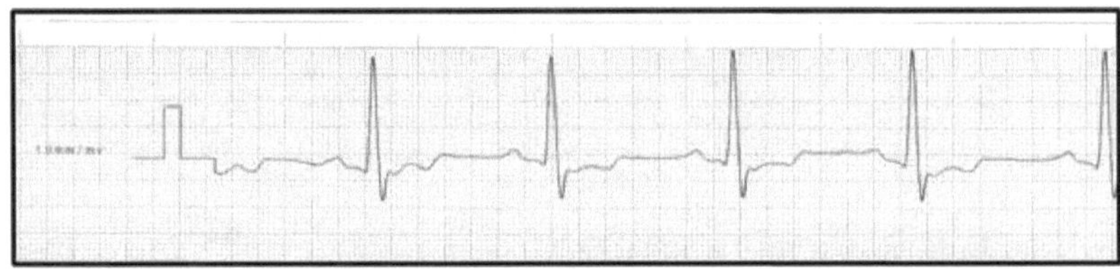

Fig. 2i: A alteração no intervalo RR para o mesmo doente quando o registo do ECG foi efectuado à velocidade de 50 mm/seg.

Sugestão: É fundamental garantir que qualquer normalização segue as directrizes recomendadas, uma vez que, se não o fizer, pode levar a uma interpretação incorrecta dos resultados do ECG.

Capítulo 3: Colocação das derivações de ECG

Autor:

Dr. Sheetal Panwar, residente sénior do Departamento de Anestesia, Faculdade de Medicina e Instituto de Investigação Index, Indore, Madhya Pradesh, Índia

Dr. Akshaya N Shetti, Professor, Departamento de Anestesiologia e Cuidados Críticos, DBVP Rural Medical College, Loni, Maharashtra, Índia.

A colocação correcta das derivações é fundamental quando se regista um electrocardiograma (ECG), de modo a obter uma leitura precisa e fiável. A colocação das derivações do ECG é uma técnica simples e importante que todos os prestadores de cuidados de saúde que efectuam ECGs devem dominar.

Por que razão é importante a colocação correcta das derivações do ECG?

O ECG é um registo da actividade eléctrica do coração enquanto este bate. A forma de onda do ECG representa a actividade eléctrica de diferentes partes do coração, e cada forma de onda tem um significado específico em termos da função do coração. A colocação correcta das derivações do ECG é importante para garantir que o registo reflecte com precisão a actividade eléctrica do coração, para que os profissionais de saúde possam fazer diagnósticos fiáveis e tomar decisões de tratamento com base na leitura do ECG.

Diferentes derivações utilizadas num ECG normal:

Um ECG padrão tem 12 derivações, que se dividem em três grupos: as derivações dos membros, as derivações aumentadas dos membros e as derivações do tórax. As derivações dos membros são colocadas nos braços e nas pernas e registam a actividade eléctrica do coração num plano frontal. As derivações aumentadas dos membros, também conhecidas como derivações aumentadas, são colocadas nos braços e nas pernas e registam a actividade eléctrica do coração de uma forma mais precisa. As derivações torácicas, também conhecidas como derivações precordiais, são colocadas no peito e registam a actividade eléctrica do coração num plano horizontal.

Colocação correcta das derivações de ECG:

A colocação correcta das derivações de ECG é essencial para obter leituras de ECG precisas. A colocação das derivações depende do tipo de ECG que está a ser efectuado e o profissional de saúde deve estar familiarizado com os diferentes tipos de ECG e com a correspondente colocação das derivações.

A colocação padrão das derivações de ECG envolve a colocação das derivações dos membros no braço direito, no braço esquerdo e na perna esquerda, enquanto as derivações do tórax são colocadas no tórax em locais específicos. Especificamente, V1 é colocado no quarto espaço intercostal na borda esternal direita, V2 é colocado no quarto espaço intercostal na borda esternal esquerda, V3 é colocado a meio caminho entre V2 e V4, V4 é colocado no quinto espaço intercostal na linha médio-clavicular, V5 é colocado na linha axilar anterior ao mesmo nível que V4, e V6 é colocado na linha axilar média ao mesmo nível que V4 e V5.

Antes de aplicar as derivações, a pele deve ser limpa e seca para garantir um bom contacto eléctrico. Os eléctrodos devem ser colocados firmemente sobre a pele, sem pressão excessiva, para evitar irritação ou desconforto cutâneo. O doente deve estar relaxado e confortável durante o procedimento, uma vez que o movimento ou a tensão muscular podem causar artefactos no registo do ECG.

A colocação correcta das derivações de ECG é essencial para obter leituras de ECG precisas e fiáveis. Os prestadores de cuidados de saúde que efectuam ECGs devem estar familiarizados com os diferentes tipos de ECGs e a correspondente colocação das derivações, e devem seguir uma técnica adequada ao aplicar as derivações. Seguindo a colocação correcta das derivações do ECG, os prestadores de cuidados de saúde podem garantir que as leituras do ECG são precisas e fiáveis, e podem prestar cuidados de elevada qualidade a doentes com problemas cardíacos.

Deve-se procurar o canal aVR para ver se as ondas são em espelho. Isto por si só indica a colocação correcta das derivações do ECG. Esta é uma das formas de considerar que todas as outras derivações estão colocadas correctamente, mas não exclui a colocação correcta das derivações torácicas do ECG, como descrito acima. Sempre que as ondas de derivação aVR estiverem na posição vertical, deve verificar-se a onda P na derivação. Ondas P invertidas na derivação a e ondas aVR na posição vertical sugerem inversão da derivação.

A aVR estará na vertical e as outras ondas em repouso podem estar invertidas, especialmente num doente com dextrocardia. Esta condição pode ser diagnosticada por radiografia simples de tórax ou por ecocardiograma 2D à beira do leito.

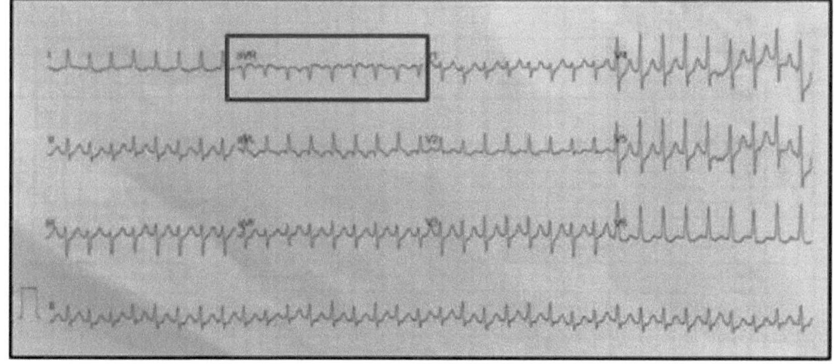

Figura 3a: O registo do ECG mostra a colocação correcta das derivações do ECG, uma vez que a derivação aVR (caixa vermelha) é uma imagem em espelho das outras derivações, ou seja, invertida.

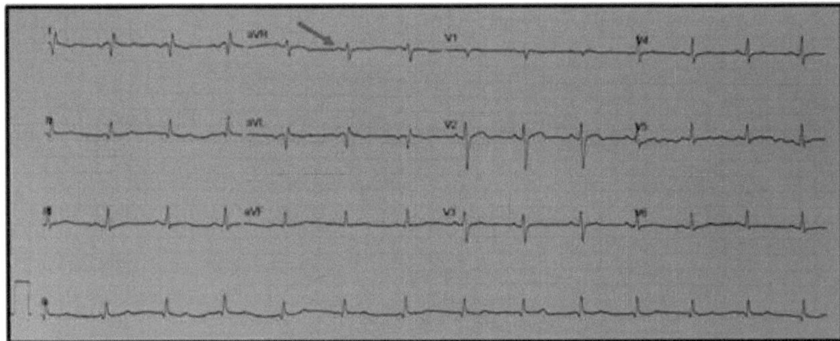

Figura 3b: O registo do ECG mostra a colocação incorrecta das derivações do ECG, uma vez que a derivação aVR (seta vermelha) está na vertical.

Sugestão: Uma vez verificada a padronização, o passo seguinte é assegurar a colocação correcta do eléctrodo. É importante verificar se o eletrodo aVR apresenta deflexões positivas ou negativas. Se o eletrodo aVR mostrar uma deflexão positiva, com ou sem deflexão negativa no eletrodo II, isso pode indicar o posicionamento incorreto do eletrodo e deve ser suspeitado. Nesses casos, deve-se descartar a condição de dextrocardia.

Capítulo 4: A onda cardíaca: Padrões essenciais de ECG

Autores:

Dra. Priyanka Gupta, Professora Assistente no Departamento de Anestesia da Faculdade de Medicina S.R.V.S. Shivpuri, Madhya Pradesh, Índia.

Dr. Vaibhav Gupta, Residente Sénior no Departamento de Anestesia da Faculdade de Medicina S.R.V.S. Shivpuri, Madhya Pradesh, Índia.

O electrocardiograma é uma ferramenta fundamental no diagnóstico e tratamento de doenças cardíacas. O ECG é um teste não invasivo que mede a actividade eléctrica do coração e produz uma representação visual do ciclo cardíaco sob a forma de ondas. A interpretação destas ondas é crucial para os médicos reconhecerem e diagnosticarem anomalias cardíacas.

Existem várias ondas num ECG com as quais os médicos devem estar familiarizados antes de praticar. Estas incluem a onda P, o complexo QRS e a onda T. Vamos analisar mais detalhadamente cada uma dessas ondas.

A onda P representa a actividade eléctrica que ocorre quando o nódulo sinoatrial (SA) dispara e estimula a contracção das aurículas. Normalmente, é uma onda pequena e arredondada que ocorre imediatamente antes do complexo QRS. Uma onda P normal deve ser vertical nas derivações I, II e aVF e não deve exceder 2,5 mm de altura ou 0,11 segundos de duração.

O complexo QRS representa a actividade eléctrica que ocorre quando os átrios despolarizam e depois os ventrículos despolarizam. É uma onda aguda e estreita que consiste em três componentes distintos: Ondas Q, R e S. A onda Q é a primeira deflexão negativa, a onda R é a primeira deflexão positiva e a onda S é a deflexão negativa após a onda R. Um complexo QRS normal deve ter menos de 0,12 segundos de duração e não deve exceder 25 mm de altura.

A onda T representa a actividade eléctrica que ocorre quando os ventrículos repolarizam. Normalmente, é uma onda alta e estreita que segue o complexo QRS. Uma onda T normal deve ser vertical nas derivações I, II e aVF e não deve exceder 5 mm de altura ou 0,35 segundos de duração.

A onda U é uma pequena forma de onda que aparece após a onda T e representa a repolarização dos músculos papilares do coração.

Intervalos e segmentos em registos de ECG: (Fig. 4)

A interpretação dos intervalos e segmentos do ECG é fundamental para o diagnóstico de várias doenças cardíacas. Anormalidades nesses intervalos e segmentos podem indicar uma ampla gama de distúrbios cardíacos, incluindo arritmias, isquemia, infarto do miocárdio e hipertrofia ventricular. Por exemplo, um segmento ST elevado pode indicar isquemia ou lesão do miocárdio, enquanto um intervalo PR prolongado pode indicar um bloqueio AV.

Intervalo PR: O intervalo PR é o intervalo de tempo entre o início da onda P e o início do complexo QRS. Representa o tempo que o impulso eléctrico demora a passar das aurículas para os ventrículos através do nódulo atrioventricular (AV). A duração normal do intervalo PR é de 0,12 a 0,20 segundos.

Intervalo QT: O intervalo QT é o tempo necessário para os ventrículos se contraírem e depois recuperarem, ou repolarizarem. É o período entre o início da onda Q e o fim da onda T, e é medido em segundos. O intervalo QT é importante porque reflete a atividade elétrica do coração e pode ser um indicador de problemas cardíacos potenciais. Anormalidades do intervalo QT podem causar arritmias cardíacas graves, incluindo torsades de pointes, que podem ser fatais.

A duração normal do intervalo QT varia de acordo com a frequência cardíaca, o sexo, a idade e outros factores. Entretanto, um intervalo QT maior que 0,44 segundos em homens e 0,46 segundos em mulheres é geralmente considerado prolongado e pode ser um sinal de uma doença subjacente.

Segmento PR: O segmento PR é o intervalo de tempo entre o final da onda P e o início do complexo QRS. Representa o atraso do impulso eléctrico no nódulo AV. O segmento PR deve ser plano e isoelétrico.

Segmento ST: O segmento ST é o intervalo de tempo entre o final do complexo QRS e o início da onda T. Como mencionado anteriormente, representa o tempo necessário para a repolarização dos ventrículos. O segmento ST deve ser plano e isoeléctrico.

Segmento TP: O segmento TP é o intervalo de tempo entre o fim da onda T e o início da onda P seguinte. Representa a fase de repouso do ciclo cardíaco, durante a qual o coração se prepara para o próximo batimento. O segmento TP deve ser plano e isoeléctrico.

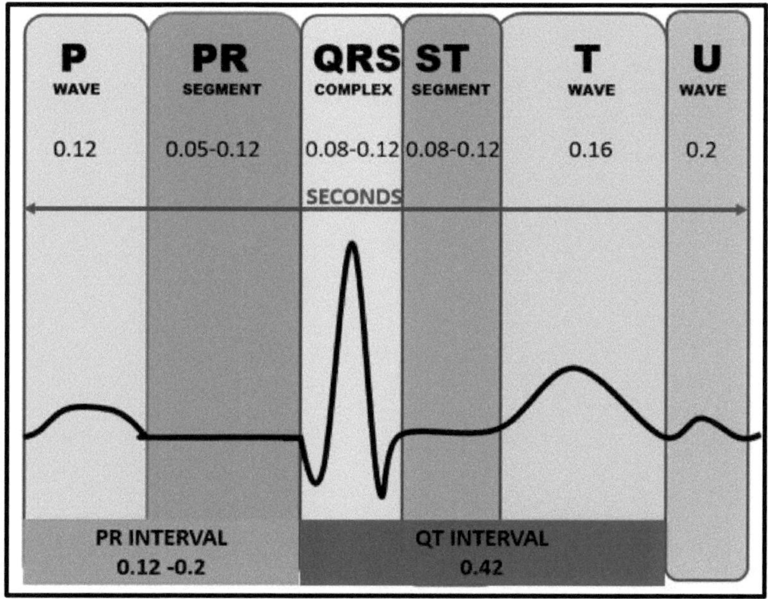

Fig 4: A imagem mostra as ondas P, Q, R, S, T, U e a relação entre elas. Também mostra os intervalos e segmentos com a duração normal representada.

Dica: Quando tiver uma compreensão clara do conceito de caixas pequenas e grandes em relação ao tempo, pode simplesmente memorizar o número de caixas pequenas. Isto pode ajudá-lo muito a interpretar rapidamente as leituras de ECG.

Por exemplo: o intervalo PR é de 0,2 segundos, o que significa 5 caixas pequenas (0,04X5=0,2)

Capítulo 5: Interpretação do ritmo das ondas do ECG

Autor:

Dr. Rajdeep Kour, Professor Assistente, Departamento de Anestesia, GMC Jammu, Índia.

O ECG é um exame muito utilizado para avaliar o estado do coração de um doente. Mede a actividade eléctrica do coração e produz uma representação gráfica dos impulsos eléctricos que o coração produz quando bate. O ritmo do ECG é um aspecto crítico do exame que fornece informações valiosas sobre o funcionamento do coração e a saúde geral.

Um ritmo ECG normal é caracterizado por um padrão regular e consistente de impulsos eléctricos que produzem um batimento cardíaco regular. Os impulsos eléctricos no coração têm origem no nódulo sinoatrial (nódulo SA), que é o pacemaker natural do coração. A partir daí, os impulsos viajam através dos átrios e descem até ao nódulo atrioventricular (nódulo AV), que actua como guardião dos ventrículos. O nódulo AV atrasa ligeiramente o impulso antes de permitir a sua passagem para os ventrículos, assegurando que as aurículas e os ventrículos se contraem de forma coordenada.

Por outro lado, os ritmos anormais do ECG podem indicar uma série de problemas cardíacos. Um dos ritmos anormais mais comuns é a fibrilhação auricular, que se caracteriza por um batimento cardíaco rápido e irregular causado por impulsos eléctricos caóticos nas aurículas. Outro ritmo anormal comum é a taquicardia ventricular, que se caracteriza por um batimento cardíaco rápido e irregular com origem nos ventrículos. A bradicardia, ou ritmo cardíaco lento, é outro ritmo anormal que pode ser detectado através de um ECG.

A capacidade de detectar e diagnosticar ritmos anormais de ECG é crucial na gestão de doenças cardíacas. Ao analisar o ritmo do ECG, os profissionais de saúde podem identificar anormalidades e determinar o curso apropriado do tratamento. Por exemplo, a fibrilhação auricular pode ser tratada com medicamentos que abrandam a frequência cardíaca e restabelecem o ritmo normal. Em casos graves, pode ser necessária uma cardioversão eléctrica para restabelecer um ritmo normal. Da mesma forma, a taquicardia ventricular pode ser tratada com medicamentos ou cardioversão eléctrica e, em alguns casos, pode ser necessário um cardioversor-desfibrilhador implantável (CDI) para evitar a morte cardíaca súbita.

Para além de diagnosticar doenças cardíacas, os ritmos do ECG também podem ser utilizados para monitorizar a resposta dos doentes ao tratamento. Por exemplo, se um doente com fibrilhação auricular estiver a ser submetido a tratamento, podem ser utilizados ECGs regulares para acompanhar o progresso e a eficácia do tratamento. Se o ritmo do ECG voltar ao normal, é um sinal de que o tratamento está a funcionar. Se o ritmo se mantiver anormal, poderão ser necessários mais ajustamentos ao plano de tratamento.

A análise do ritmo do ECG é um processo fácil com o desenvolvimento de competências e a prática e experiência repetidas.

O ritmo do ECG é um aspecto crítico do teste de ECG que fornece informações valiosas sobre a saúde do coração. Um ritmo normal indica um coração saudável, enquanto um ritmo anormal pode ser uma indicação de uma série de problemas cardíacos. A capacidade de detectar e diagnosticar ritmos anormais é essencial para gerir as doenças cardíacas e prevenir complicações. A análise do ritmo do ECG é um processo complexo que requer formação e conhecimentos especializados, e os profissionais de saúde desempenham um papel crucial na interpretação dos resultados e na determinação da linha de acção adequada. Ao compreenderem o seu ritmo de ECG, os doentes podem envolver-se mais no seu tratamento e desempenhar um papel activo na gestão da sua saúde cardíaca.

Como descrito acima, o impulso eléctrico normal dá origem a um pacemaker natural denominado nódulo SA. Este activa as duas aurículas e os dois ventrículos de forma sistemática. Assim, os impulsos eléctricos produzidos serão a onda "P" seguida do complexo "QRS" e das ondas "T".

Na maioria dos registos de ECG, é registada a tira de ritmo. Nesta tira de ritmo, é registada a derivação II ou a derivação V1. Deve verificar-se se o ritmo nesta derivação regista a onda P antes do complexo QRS e da onda T. Se o registo for adequado, o ritmo é rotulado como ritmo sinusal normal e, se não for encontrado, o ritmo é rotulado como ritmo anormal. (Fig. 5a e 5b)

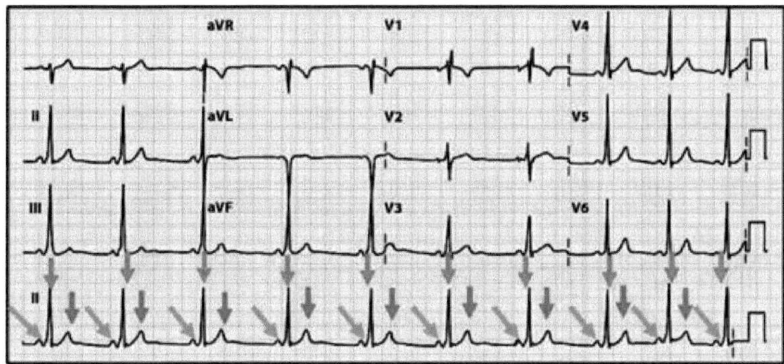

Fig 5a: O registo de ECG mostra uma tira de ritmo na parte inferior (derivação II). Nela se pode ver que, após cada onda "P" (seta cor-de-laranja), existe um complexo QRS (seta azul) e uma onda T (seta verde). Este registo de ECG indica um ritmo sinusal normal.

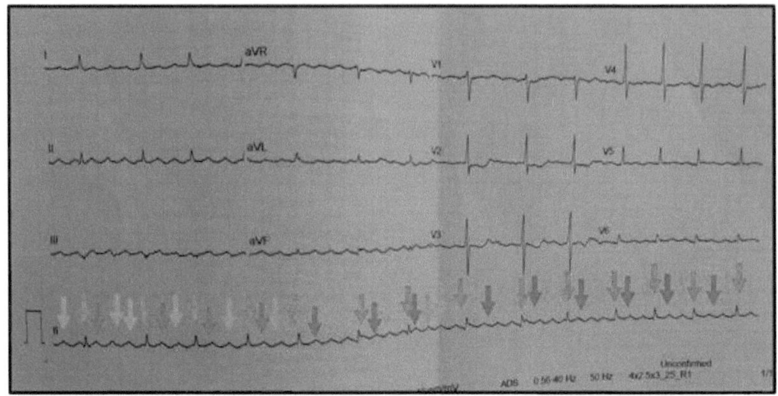

Fig. 5b: O registo do ECG mostra uma tira de ritmo na parte inferior (derivação II). Neste registo, pode ver-se que, após cada onda "P" (seta cor-de-laranja), o complexo QRS (seta azul) e a onda T (seta verde) não são sempre seguidos. Este registo de ECG indica um ritmo anormal.

Sugestão: A maioria das máquinas de ECG, especialmente os registos de ECG de 12 derivações, têm uma faixa de ritmo separada no final.

Capítulo 6: O cálculo da frequência cardíaca

Autor:

Dra. Neha Sharma, Professora Assistente, Departamento de Anestesia GMC Jammu, Jammu (J&K) , Índia.

O electrocardiograma (ECG) é um exame não invasivo que mede a actividade eléctrica do coração. É normalmente utilizado para diagnosticar e monitorizar várias doenças cardíacas, como arritmias, bloqueios cardíacos e ataques cardíacos. Os traçados de ECG representam a actividade eléctrica do coração ao longo do tempo e um dos parâmetros importantes que podem ser obtidos a partir dos registos de ECG é a frequência cardíaca. A frequência cardíaca refere-se ao número de vezes que o coração bate por minuto (BPM). Num adulto normal, a frequência cardíaca em repouso situa-se tipicamente entre 60-100 BPM, mas pode variar com base numa variedade de factores, como a idade, a forma física e o estado geral de saúde. A frequência cardíaca pode ser calculada a partir de registos de ECG de algumas formas diferentes, incluindo a contagem manual de intervalos R-R ou a utilização de algoritmos automatizados.

Cálculo manual da frequência cardíaca:

A forma mais simples de calcular a frequência cardíaca a partir de um traçado de ECG é contar manualmente os intervalos R-R na tira de ECG e, em seguida, utilizar uma fórmula para converter os intervalos em batimentos por minuto. O intervalo R-R é o tempo entre duas ondas R consecutivas no ECG, o que corresponde ao tempo que o coração demora a completar um ciclo cardíaco. Para calcular a frequência cardíaca, é possível contar o número de intervalos R-R num intervalo de tempo específico (por exemplo, 10 segundos) e, em seguida, utilizar a seguinte fórmula:

Frequência cardíaca (BPM) = 60 / (intervalo R-R médio em segundos)

Por exemplo, se houver 6 intervalos R-R numa faixa de 10 segundos e o intervalo R-R médio for de 1 segundo, então a frequência cardíaca pode ser calculada como:

Frequência cardíaca (BPM) = 60 / 1 = 60 BPM

Os cálculos da frequência cardíaca também podem ser efectuados utilizando as seguintes fórmulas que são habitualmente praticadas.

Para o cálculo da frequência cardíaca, pode adoptar-se a seguinte técnica, especialmente quando se encontra um ritmo irregular: contar o número de intervalos RR entre duas marcas Tick (6 segundos) na tira de ritmo e, em seguida, multiplicar por 10 para obter o bpm utilizando este método, que é mais eficaz.

O cálculo da frequência cardíaca pode ser efectuado utilizando as caixas grandes entre os intervalos RR. Esta técnica é útil quando o ritmo é regular.

O primeiro passo é contar o número de quadrados grandes presentes num intervalo R-R e dividir 300 por este número para calcular a frequência cardíaca. Segue-se um exemplo de cálculo da frequência cardíaca num registo de ECG de ritmo normal.

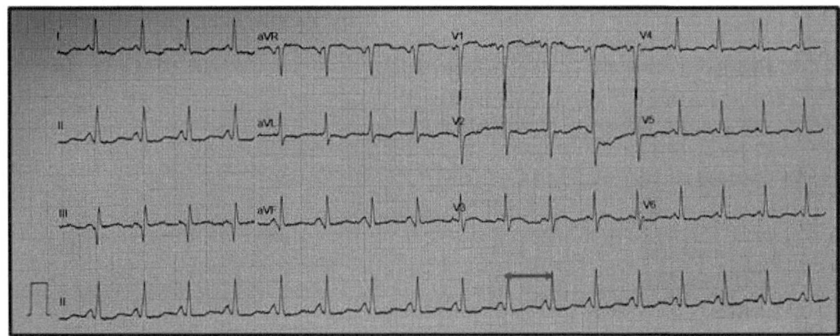

Fig. 6a: A seta vermelha no registo de ECG cobre 3 caixas grandes. O cálculo da frequência cardíaca pode ser efectuado utilizando a fórmula 300/3 = 100/batidas por minuto

O cálculo também pode ser efectuado por 1500/ número total de caixas pequenas. Neste caso, o número total de caixas pequenas é 3X 5= 15. Assim, a frequência cardíaca = 1500/15=100 batimentos por minuto.

Também se pode utilizar a imagem seguinte para calcular rapidamente a frequência cardíaca, bastando para isso observar onde cai a onda R seguinte.

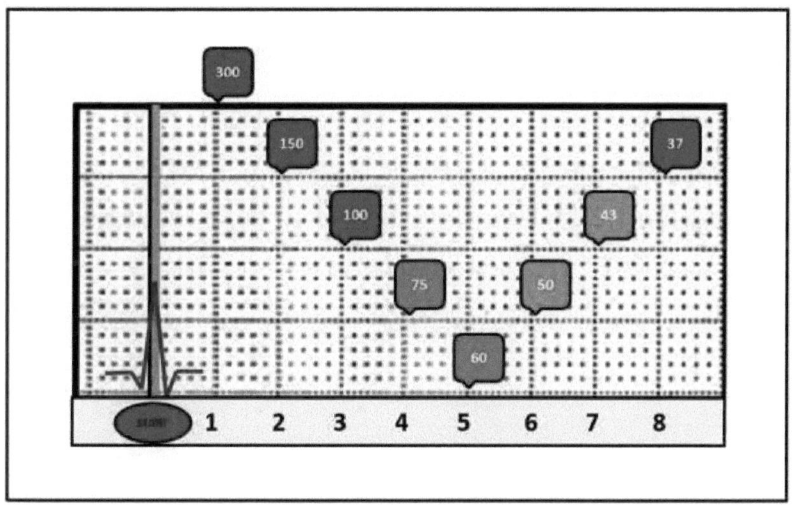

Fig 6b: Nesta ilustração, uma vez observada a onda R (na linha azul desta imagem), deve ser identificada a posição da R seguinte. Se cair na posição número 1, ou seja, depois de 1st caixa grande, então a FC é de 300 batimentos por minuto. Se o próximo R cair na posição número 2, ou seja, depois de 2 caixas grandes, então a FC é de 150 batimentos por minuto, pelo que os restantes cálculos da frequência cardíaca são efectuados com base na posição da onda R seguinte. Esta regra só é aplicável se o ritmo for regular.

Cálculo automático do ritmo cardíaco:

Os algoritmos automatizados também podem ser utilizados para calcular a frequência cardíaca a partir de registos de ECG. Estes algoritmos analisam o sinal de ECG e detectam automaticamente as ondas R, calculando depois a frequência cardíaca com base no tempo entre as ondas R. Um algoritmo comum utilizado para o cálculo da frequência cardíaca é o algoritmo de Pan-Tompkins, que se baseia numa série de passos de filtragem e limiarização para identificar as ondas R com precisão. O algoritmo calcula então a frequência cardíaca com base no tempo entre as ondas R detectadas.

Vantagens do cálculo automático:

A vantagem do cálculo automático da frequência cardíaca é o facto de ser mais rápido e menos propenso a erros do que a contagem manual. Os algoritmos automatizados podem processar grandes quantidades de dados de ECG com rapidez e precisão, o que é importante para a monitorização em tempo real da frequência cardíaca durante procedimentos clínicos ou em ambientes de cuidados intensivos. Além disso, os algoritmos automatizados podem ser integrados em máquinas de ECG, o que pode ajudar os médicos a obter leituras da frequência cardíaca de forma mais eficiente.

Sugestão: O cálculo do ritmo cardíaco pode ser efectuado facilmente em segundos com base na figura 6b.

Capítulo 7: A formação da onda P, interpretação e seu significado

Autor:

Dr. Neha Sharma, Professor Assistente, Departamento de Anestesia GMC Jammu, Jammu (J&K).

Formação da onda P:

A onda P é formada pela despolarização dos átrios. Durante este processo, os átrios recebem um impulso eléctrico do nódulo sinoatrial (SA), que é o pacemaker natural do coração. O nódulo SA está localizado na aurícula direita e gera impulsos eléctricos que fazem com que o coração bata a um ritmo regular. Quando o impulso chega às aurículas, estas contraem-se e empurram o sangue para os ventrículos (as câmaras inferiores do coração).

A despolarização dos átrios é representada num ECG por uma pequena deflexão ascendente chamada onda P. A onda P é tipicamente arredondada e suave, com uma duração de 0,06 a 0,12 segundos (60 a 120 milissegundos, ou 1 a 3 casas pequenas). A amplitude da onda P é geralmente inferior a 2,5 milímetros (2 a 2,5 caixas pequenas) de altura.

Importância da onda P:

A onda P é um componente importante do ECG porque representa o início do ciclo cardíaco. Fornece informações sobre a actividade eléctrica dos átrios e pode ajudar a diagnosticar várias doenças cardíacas.

Anormalidades na onda P podem indicar um problema nos átrios. Por exemplo, uma onda P alta ou em pico pode sugerir um átrio aumentado, o que pode ser devido a condições como fibrilação atrial, flutter atrial ou taquicardia atrial. Uma onda P achatada ou invertida pode indicar que o impulso elétrico não está se originando do nó SA e pode ser devido a condições como disfunção do nó sinusal, bloqueio atrioventricular (AV) ou ritmos juncionais.

Além de fornecer informações sobre os átrios, a onda P também pode ajudar a determinar a origem de outros ritmos cardíacos. Por exemplo, se o complexo QRS (que representa a despolarização dos ventrículos) for precedido por uma onda P, isso sugere que o impulso eléctrico tem origem no nódulo SA e é, portanto, um ritmo sinusal. Se o complexo QRS não for precedido por uma onda P, pode ser devido a um ritmo ectópico (anormal) com origem numa parte diferente do coração.

As interpretações:

A hipertensão pulmonar é uma condição médica caracterizada por pressão arterial elevada nas artérias pulmonares, que são os vasos sanguíneos que transportam sangue do coração para os pulmões. Um dos achados de ECG associados à hipertensão pulmonar é o P pulmonale.

O P pulmonale é um achado específico do ECG em que a onda P é alta e tem um pico na derivação II, e frequentemente também na derivação V1. Esta situação é causada por um aumento da aurícula direita, que pode ocorrer devido a uma maior resistência ao fluxo sanguíneo nas artérias pulmonares. Essa resistência aumentada pode ser devida a várias condições, como doença pulmonar obstrutiva crónica (DPOC), embolia pulmonar, fibrose pulmonar ou outras doenças pulmonares.

Quando a resistência ao fluxo sanguíneo nas artérias pulmonares aumenta, o ventrículo direito do coração tem de trabalhar mais para bombear o sangue para os pulmões. Este aumento da carga de trabalho pode levar a um aumento da aurícula direita, que pode ser detectado no ECG como P pulmonale.

O diagnóstico de P pulmonale num ECG é importante porque pode ser uma pista para a presença de doença pulmonar subjacente ou hipertensão pulmonar. Outros exames de diagnóstico, como a ecocardiografia, podem ser utilizados para confirmar o diagnóstico de hipertensão pulmonar e avaliar a gravidade da doença.

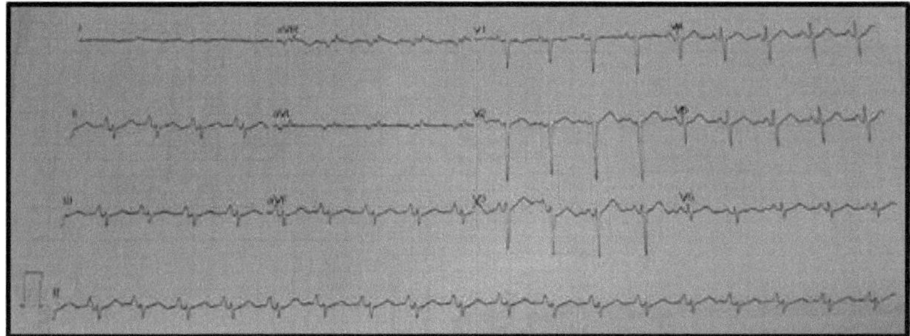

Fig. 7a: A seta cor-de-laranja sugere que a onda P na derivação II (tira de ritmo) tem mais de 2,5 caixas pequenas de altura, indicando que o doente deve estar a ter um aumento da aurícula direita.

A P mitrale está mais frequentemente associada a doença da válvula mitral, especificamente estenose mitral, que é uma condição em que a válvula mitral se torna estreita e não abre correctamente. Em consequência, a aurícula esquerda tem de trabalhar mais para bombear o sangue através da válvula, o que faz com que esta aumente de tamanho e a condução eléctrica se torne anormal. Outras condições que podem causar P mitrale incluem aumento do átrio esquerdo devido a pressão arterial elevada, defeitos cardíacos congénitos e outras anomalias estruturais do coração.

A presença de P mitrale no ECG pode ser uma pista importante para o diagnóstico de doença cardíaca subjacente e pode também ser útil para monitorizar a progressão da doença ao longo do tempo. O tratamento para P mitrale depende da causa subjacente da anormalidade e pode incluir medicamentos, cirurgia ou outras intervenções para controlar a doença cardíaca subjacente.

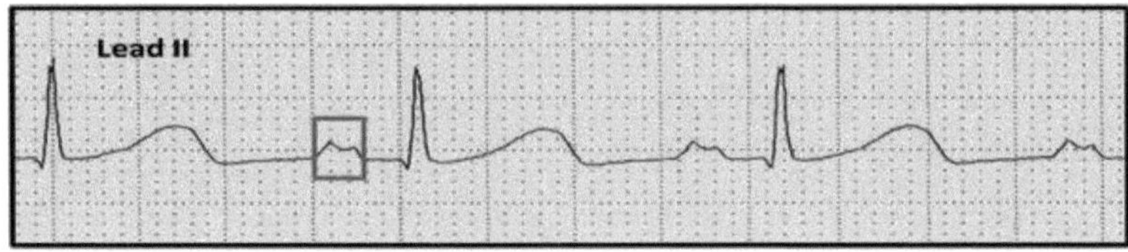

Fig 7b: A caixa vermelha sugere que a onda P na derivação II (tira de ritmo) tem mais de 3 caixas pequenas de largura, indicando que o doente deve estar a ter um aumento da aurícula esquerda e a condição é conhecida como P mitrale.

Dica: As ondas P são bem estudadas na derivação II.

Capítulo 8: O intervalo PR e a formação do segmento, interpretação e seu significado

Autor:

Dr. Neha Sharma, Professor Assistente, Departamento de Anestesia GMC Jammu, Jammu (J&K).

O intervalo PR é uma medida utilizada em electrocardiografia (ECG) que representa o tempo entre o início da onda P e o início do complexo QRS. Reflecte o tempo necessário para o impulso eléctrico percorrer as aurículas, o nódulo atrioventricular (AV) e o feixe de His antes de chegar aos ventrículos.

Formação:

O intervalo PR é formado pela condução do impulso elétrico através do nó AV, que retarda o impulso antes de entrar nos ventrículos. Esse atraso permite que os átrios se contraiam antes dos ventrículos, o que é necessário para um fluxo sanguíneo eficiente no coração.

Interpretação:

A variação normal do intervalo PR é entre 120 e 200 milissegundos (ms), com uma duração típica de cerca de 160 ms. Um intervalo PR anormalmente longo pode indicar um atraso na condução através do nó AV, que pode ocorrer devido a condições como bloqueio nodal AV, síndrome do nódulo sinusal ou medicamentos que afectam o sistema de condução do coração. Por outro lado, um intervalo PR anormalmente curto pode ser observado em doenças como a síndrome de Wolff-Parkinson-White, que se caracteriza pela presença de uma via acessória entre os átrios e os ventrículos que contorna o nó AV.

Importância:

O intervalo PR é uma medida importante na interpretação do ECG, pois pode fornecer informações sobre o sistema de condução do coração e ajudar a diagnosticar certas doenças cardíacas. Intervalos PR anormais podem estar associados a um risco aumentado de fibrilação atrial, insuficiência cardíaca e morte cardíaca súbita. Por isso, a monitorização das alterações do intervalo PR ao longo do tempo pode ser uma ferramenta importante para avaliar a função cardíaca e determinar a necessidade de mais exames ou tratamento.

O bloqueio cardíaco é uma doença que afecta o sistema de condução eléctrica do coração, que é responsável pela geração e regulação do ritmo cardíaco. No bloqueio cardíaco, os impulsos eléctricos que coordenam os batimentos cardíacos são atrasados ou bloqueados à medida que percorrem o coração. Isto pode resultar num ritmo cardíaco mais lento ou mesmo numa interrupção completa do ritmo cardíaco.

Existem diferentes tipos de bloqueio cardíaco, consoante a localização e a gravidade do bloqueio.

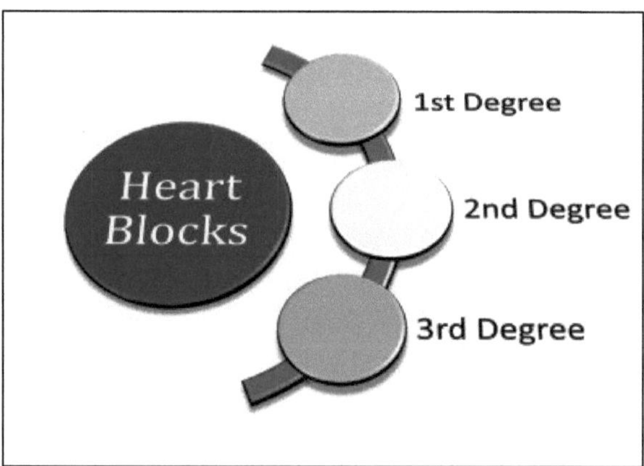

Fig. 8a: Classificação dos blocos cardíacos

1st grau Bloqueio cardíaco:

Esta é a forma mais ligeira de bloqueio cardíaco e, normalmente, não causa quaisquer sintomas. Neste tipo de bloqueio cardíaco, os sinais eléctricos demoram mais tempo do que o habitual a passar das aurículas para os ventrículos, mas todos os sinais chegam aos ventrículos. É frequentemente detectado incidentalmente num electrocardiograma (ECG) e, em geral, não é necessário tratamento. Aqui, o intervalo PR é maior que 0,20 sem interrupção da condução atrial-ventricular. Este atraso de condução é fixo e deve ser verificado na derivação II da tira de ritmo. O intervalo PR deve ser superior a 5 caixas pequenas ou 1 caixa grande (o que corresponde a >0,2 s).

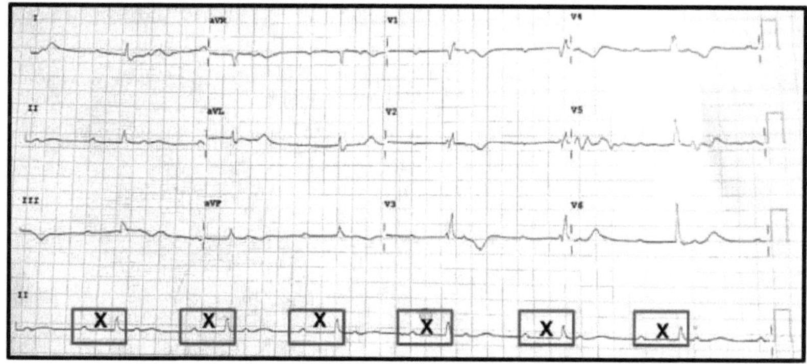

Fig. 8b: A caixa destacada (cor vermelha) mostra o prolongamento do intervalo PR e é fixa (X).

Bloqueio cardíaco de segundo grau: Este tipo de bloqueio cardíaco é mais grave do que o de primeiro grau e pode causar sintomas como tonturas, desmaios e fadiga. Existem dois tipos de bloqueio cardíaco de segundo grau:

Mobitz tipo I (Wenckebach): Neste tipo, os sinais eléctricos das aurículas para os ventrículos tornam-se progressivamente atrasados até que um sinal é bloqueado e não chega aos ventrículos, causando um batimento cardíaco saltado. Este ciclo de atraso e batimentos saltados pode repetir-se num padrão.

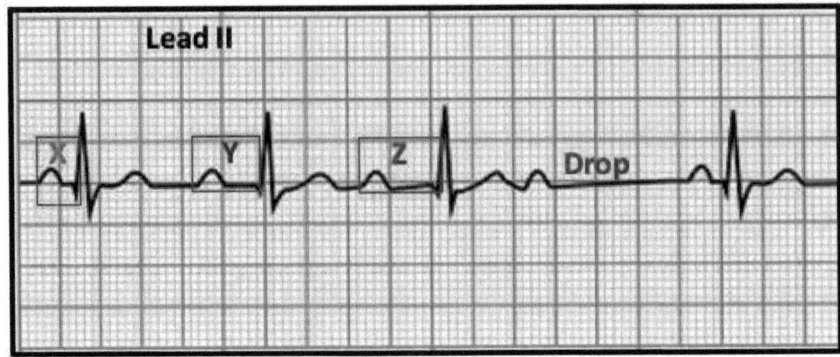

Fig. 8c: A caixa destacada (cor vermelha) mostra o prolongamento do intervalo PR e está a prolongar-se continuamente. Aqui, na derivação II, o primeiro batimento tem um intervalo PR de "distância X", depois "Y" e depois "Z", e finalmente há um batimento interrompido. A distância de Z é superior a Y e a distância de Y é superior a X.

Mobitz tipo II: Neste tipo, alguns dos sinais eléctricos das aurículas para os ventrículos são bloqueados, causando um batimento cardíaco irregular, mas o atraso na condução do sinal é fixo e não se torna progressivamente mais longo como no Mobitz tipo I.

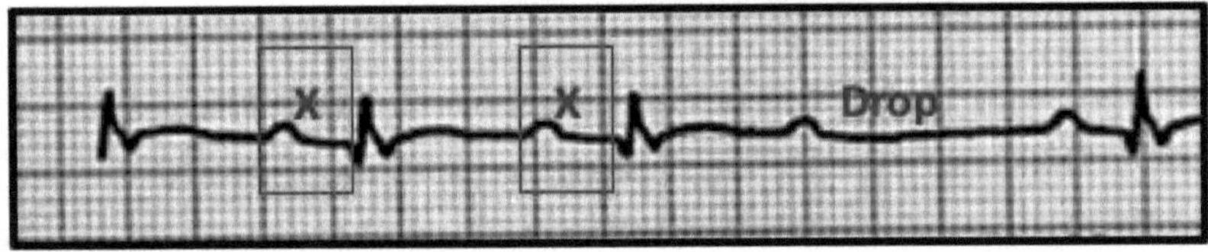

Fig. 8d: A caixa realçada (cor vermelha) mostra o prolongamento do intervalo PR e é fixa. Aqui, na derivação II, todos os batimentos têm uma "distância X", ou seja, um intervalo PR prolongado e depois caem.

Bloqueio cardíaco de terceiro grau ou bloqueio cardíaco completo:

O bloqueio cardíaco completo é um tipo de arritmia caracterizado pelo bloqueio completo dos impulsos eléctricos entre as aurículas e os ventrículos do coração. Esta condição é também conhecida como bloqueio cardíaco de terceiro grau e pode ser detectada através dos resultados do electrocardiograma (ECG). No bloqueio cardíaco completo, o ECG mostra uma dissociação entre as ondas P (que representam a despolarização atrial) e os complexos QRS (que representam a despolarização ventricular). A frequência ventricular no bloqueio cardíaco completo costuma ser mais lenta do que a normal, de 60 a 100 batimentos por minuto.

Os ventrículos estão a ser despolarizados por um local de pacemaker de reserva, como o nódulo AV ou o feixe de His, que têm uma frequência intrínseca mais lenta. Os complexos QRS no bloqueio cardíaco total podem ser mais largos do que o normal, indicando que os ventrículos estão a ser despolarizados através de uma via não típica. O ritmo do bloqueio cardíaco completo pode ser regular ou irregular, dependendo da causa subjacente e da localização do bloqueio. Ocasionalmente, podem ser observados batimentos de fusão ou de captura no ECG em bloqueios cardíacos completos. Os batimentos de fusão ocorrem quando uma onda de despolarização dos átrios e dos ventrículos converge, enquanto os batimentos de captura ocorrem quando uma onda de despolarização ventricular é seguida por uma onda P. O bloqueio cardíaco completo pode ocorrer em conjunto com flutter ou fibrilhação auricular. Essas arritmias podem ser detectadas através de achados no ECG de ritmo irregular, ausência de ondas P e resposta ventricular rápida.

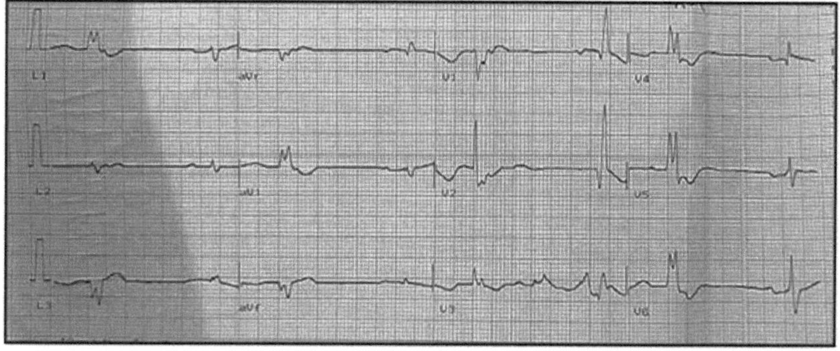

Fig. 8d: O ECG mostra o bloqueio cardíaco de terceiro grau, uma vez que as ondas p e os complexos QRS são pouco frequentes e não estão em relação

A formação, interpretação e significado do segmento PR.

O segmento PR é uma parte do eletrocardiograma (ECG) que representa o intervalo de tempo entre o fim da onda P e o início do complexo QRS. Esse segmento é importante porque reflete o tempo que o sinal elétrico leva para passar dos átrios para os ventrículos através do nó atrioventricular (AV), e fornece informações sobre o sistema de condução do coração.

Formação do segmento de relações públicas:

A formação do segmento PR começa no final da onda P, que representa a despolarização atrial. Depois que os átrios se despolarizam, o sinal elétrico é retardado no nó AV antes de ser transmitido aos ventrículos. Esse atraso permite que os ventrículos se encham de sangue antes de se contraírem. A duração do segmento PR é determinada pela duração do atraso no nó AV, que é influenciada por fatores como frequência cardíaca, idade e certos medicamentos.

Interpretação do segmento PR:

O segmento PR é medido entre o fim da onda P e o início do complexo QRS, e tem, em geral, uma duração entre 0,12 e 0,20 segundos. Um segmento PR mais curto ou mais longo que esse intervalo pode indicar anormalidades no sistema de condução do coração.

Segmento curto de relações públicas:

Um segmento PR curto pode ser causado por uma via acessória, como o feixe de Kent na síndrome de Wolff-Parkinson-White. Nessa condição, uma conexão elétrica extra entre os átrios e os ventrículos permite uma condução rápida e pode resultar em um intervalo

PR encurtado. Um segmento PR curto também pode ocorrer em ritmos juncionais, que se originam no nó AV em vez de no nó sinoatrial (SA).

Segmento longo de relações públicas:

Um segmento PR longo pode ser causado por um atraso na condução através do nó AV. Esse atraso pode ser devido a condições como o bloqueio AV de primeiro grau, no qual o atraso na condução é consistente e o intervalo PR é prolongado, mas ainda dentro da faixa normal. Em alternativa, um intervalo PR longo pode ser devido a um bloqueio AV de segundo ou terceiro grau, em que alguns ou todos os impulsos eléctricos não conseguem passar através do nódulo AV para os ventrículos. Nesses casos, pode ser necessário um marca-passo para manter um débito cardíaco adequado.

Importância do segmento de relações públicas:

O segmento PR é uma parte importante do ECG porque fornece informações sobre o sistema de condução do coração. Anormalidades no segmento PR podem indicar uma variedade de condições que afetam o sistema de condução elétrica, incluindo

Fibrilhação auricular:

Na fibrilação atrial, a atividade elétrica dos átrios é desorganizada e caótica, levando a uma resposta ventricular irregular. O intervalo PR pode ser difícil de medir nesses casos, e a ausência de um intervalo PR discernível é uma característica marcante dessa arritmia.

Taquicardia de reentrada nodal atrioventricular:

Esta arritmia ocorre quando há um circuito de reentrada dentro do nó AV que leva a uma condução rápida e a uma taquicardia de complexo estreito. O intervalo PR pode ser encurtado nesta condição devido à rápida condução através da via acessória.

Vários problemas de condução:

A condução de impulsos eléctricos no coração é crucial e qualquer patologia que ocorra resultará indirectamente num problema funcional. Esta patologia é mais frequentemente designada por bloqueio cardíaco. Neste caso, os sinais eléctricos que regulam o batimento cardíaco são atrasados ou completamente bloqueados à medida que se deslocam através do sistema de condução do coração. A doença pode ser ligeira ou grave e pode levar a um ritmo cardíaco mais lento do que o normal, conhecido como bradicardia.

Sugestão: O intervalo PR e o segmento PR estão bem estudados na derivação II.

1st bloco de graus: X-X-X-X-X-X

2nd bloco de graus (Tipo 1): X-Y-Z-Gota

2nd bloco de graus (Tipo 2): X-X-X- Queda

3rd bloqueio de grau: Sem relação entre onda P e complexo QRS

Capítulo 9: Aumento dos ventrículos e resultados do ECG

Autor:

Dr. Neha Sharma, Professor Assistente, Departamento de Anestesia GMC Jammu, Jammu (J&K).

O aumento dos ventrículos, também conhecido como hipertrofia ventricular, é uma doença em que as paredes dos ventrículos do coração ficam espessadas e aumentadas. Esta situação resulta frequentemente do aumento da carga de trabalho do coração, como no caso da hipertensão ou de uma doença valvular. O aumento dos ventrículos pode afectar tanto o ventrículo esquerdo como o direito, embora a hipertrofia do ventrículo esquerdo seja mais frequente. O ECG pode ser usado para diagnosticar e monitorizar várias doenças cardíacas, incluindo o aumento do ventrículo.

Quando os ventrículos aumentam de tamanho, os sinais eléctricos produzidos pelo coração podem ser alterados. Essas alterações podem ser detectadas num ECG. Em particular, o ECG pode mostrar alterações na amplitude e na duração do complexo QRS, que representa a despolarização ventricular. No caso da hipertrofia ventricular esquerda, o complexo QRS pode ser mais largo e mais alto do que o normal. Isso se deve ao aumento da massa do ventrículo esquerdo, que faz com que mais fibras musculares sejam despolarizadas durante cada batimento cardíaco.

Existem vários métodos para diagnosticar o aumento do volume ventricular utilizando o ECG. Um método comum é medir a amplitude do complexo QRS nas derivações V1 e V6. Se a soma das amplitudes nestas derivações for superior a 35 mm, considera-se indicativo de hipertrofia ventricular esquerda. Outro método é o critério de Sokolow-Lyon, que consiste em medir as amplitudes da onda S na derivação V1 e da onda R na derivação V5 ou V6. Se a soma dessas amplitudes for superior a 35 mm, também é considerado indicativo de hipertrofia ventricular esquerda.

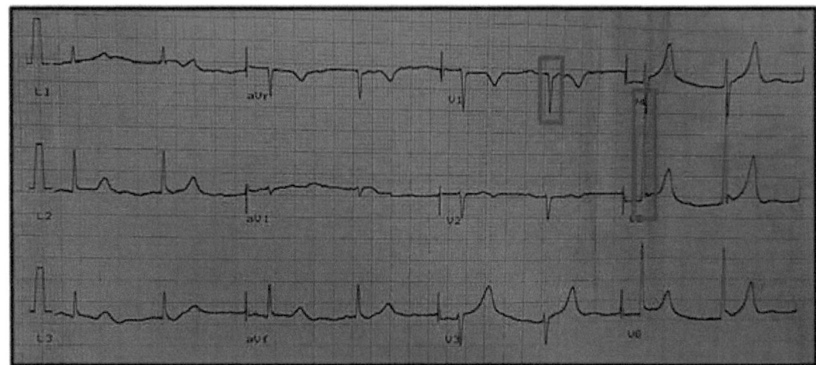

Fig. 9a: A soma da amplitude da onda S em V1 e da onda R em V6 é superior a 35 mm, o que sugere que o doente está a sofrer de hipertrofia ventricular esquerda.

Na hipertrofia ventricular direita, ondas R altas são produzidas nas derivações precordiais direitas (V1 e V2), e ondas S profundas são produzidas nas derivações precordiais esquerdas (V5 e V6). O aumento resultante da amplitude da onda R e a diminuição da profundidade da onda S levam a uma relação R:S maior que 1 em V1, o que é sugestivo de hipertrofia ventricular direita.

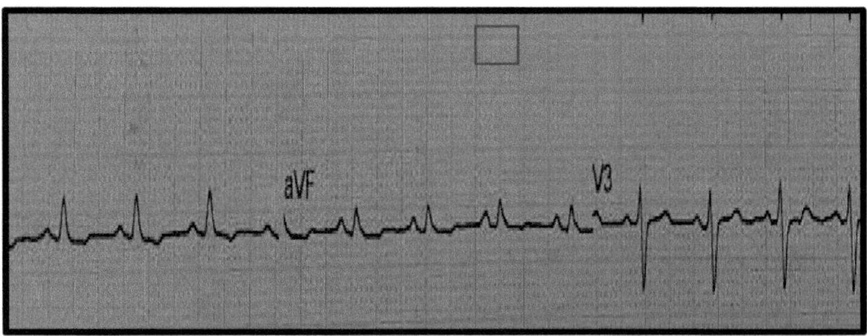

Fig. 9b: O rácio R:S é superior a 1 em V1, o que é sugestivo de hipertrofia ventricular direita.

Sugestão: O aumento do ventrículo deve ser sempre correlacionado com a história e a radiografia do tórax; no entanto, o padrão de ouro é a avaliação por ecocardiografia 2-D. São utilizados vários critérios de ECG para diagnosticar o aumento do ventrículo; no entanto, o nosso objectivo é fornecer um método rápido e fácil de diagnosticar o aumento do ventrículo, tal como referido anteriormente.

Capítulo 10: Compreender o eixo cardíaco

Autor:

Dr. Kirtish Acharya, PG Residente, Departamento de Fisiologia, MKCG Medical College, Berhampur, Odisha, Índia.

O ECG é um instrumento de diagnóstico comummente utilizado em cardiologia para avaliar a actividade eléctrica do coração. Um dos parâmetros avaliados no ECG é o desvio do eixo, que se refere à orientação das forças eléctricas cardíacas. Um eixo de ECG normal é essencial para o funcionamento correcto do coração, e qualquer desvio pode indicar condições cardíacas subjacentes. Neste artigo, discutiremos o significado, as causas e os tipos de desvio do eixo no ECG.

O eixo cardíaco é uma medida da direcção geral dos impulsos eléctricos no coração durante a despolarização. O eixo normal do coração varia de -30 a +90 graus, sendo o eixo eléctrico médio de aproximadamente 59 graus. O eixo é calculado examinando o complexo QRS nas derivações I e AVF, e o eixo resultante é representado no ECG como um vector.

O desvio do eixo refere-se a um desvio das forças eléctricas cardíacas em relação ao intervalo normal. Este desvio pode ser para a esquerda ou para a direita, indicando alterações na orientação da actividade eléctrica do coração. A causa do desvio do eixo pode estar relacionada com várias condições cardíacas e não cardíacas.

O desvio do eixo esquerdo (DAE) ocorre quando o vector do QRS se desloca para a esquerda, indicando que a actividade eléctrica no coração está dirigida para o ventrículo esquerdo. As causas de LAD podem incluir hipertrofia ventricular esquerda, infarto do miocárdio, estenose aórtica, embolia pulmonar e doenças degenerativas. A DAE também pode ser observada na gravidez, na obesidade e na doença pulmonar obstrutiva crónica (DPOC).

O desvio do eixo para a direita (DAD) ocorre quando o vector do QRS se desloca para a direita, indicando que a actividade eléctrica do coração se dirige para o ventrículo direito. As causas do RAD podem incluir hipertrofia do ventrículo direito, embolia pulmonar, doença pulmonar crónica e doença da válvula tricúspide. A DAE também pode ser observada em defeitos cardíacos congénitos, como a comunicação interauricular e a comunicação interventricular.

Para além do desvio do eixo para a esquerda e para a direita, existe ainda um terceiro tipo de desvio do eixo denominado desvio do eixo indeterminado. O desvio do eixo indeterminado ocorre quando o complexo QRS é isoeléctrico em ambas as derivações I e AVF. As causas do desvio do eixo indeterminado podem incluir obesidade, doença pulmonar obstrutiva, derrame pericárdico ou erros na colocação do eletrodo.

O desvio do eixo é diagnosticado através da avaliação do ECG, e a interpretação do ECG deve ter em conta a história clínica e o exame físico do doente. O desvio do eixo no ECG pode ser quantificado utilizando o cálculo do eixo do QRS, que se baseia na deflexão do complexo QRS nas derivações I e AVF. Um desvio do eixo é geralmente considerado significativo quando é superior a +/- 30 graus.

A presença de desvio do eixo no ECG pode fornecer informações valiosas para o diagnóstico e ajudar a orientar o tratamento da doença cardíaca subjacente. O desvio do eixo esquerdo está frequentemente associado a hipertrofia ventricular esquerda, estenose aórtica e outras condições que aumentam a carga de trabalho cardíaco. O desvio do eixo direito, por outro lado, é frequentemente observado na hipertensão pulmonar, na doença pulmonar crónica e na hipertrofia do ventrículo direito.

O desvio do eixo esquerdo e o desvio do eixo direito são os dois principais tipos de desvio do eixo e o desvio do eixo indeterminado é um tipo menos comum. A interpretação do desvio do eixo deve ser efectuada em conjunto com a história clínica e o exame físico do doente. O desvio do eixo no ECG fornece informações valiosas para o diagnóstico e tratamento de doenças cardíacas subjacentes, e a identificação e interpretação correctas do desvio do eixo são fundamentais para um tratamento óptimo do doente.

O desvio do eixo é um achado comum no ECG e pode indicar doenças cardíacas e não cardíacas subjacentes. A interpretação do desvio do eixo deve ser efectuada em conjunto com a história clínica e o exame físico do doente. O desvio do eixo no ECG fornece informações valiosas para o diagnóstico e tratamento de doenças cardíacas subjacentes, e a identificação e interpretação correctas do desvio do eixo são fundamentais para optimizar os cuidados prestados ao doente.

Existem várias formas de determinar o eixo do coração. Uma vez que o objectivo do nosso livro é manter a simplicidade, o diagrama seguinte pode ser útil.

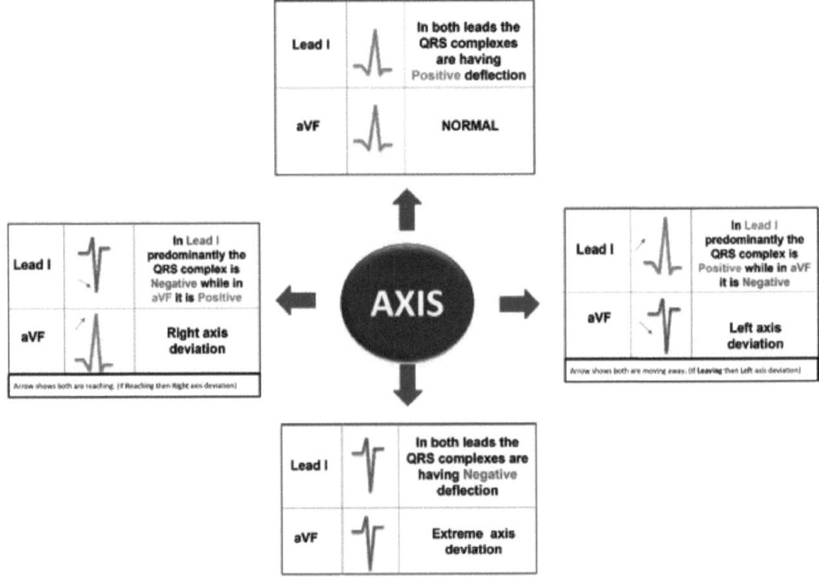

Fig. 10a: Descreve os vários eixos cardíacos e a identificação do eixo com base no complexo QRS da derivação I e aVF.

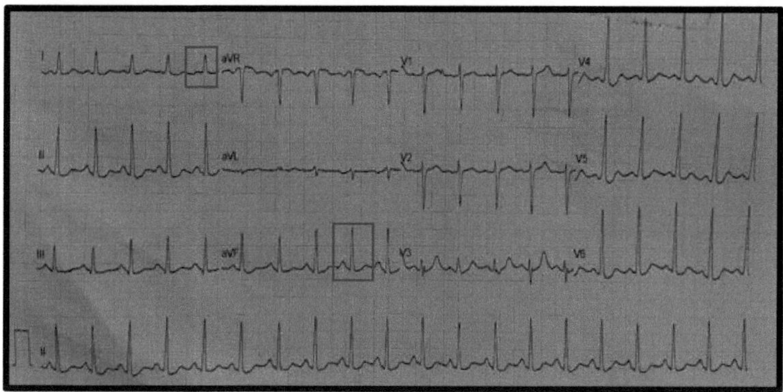

Fig. 10 b: O ECG mostra a deflexão positiva predominante do complexo QRS na derivação I do ECG e a deflexão positiva predominante do complexo QRS na derivação aVF, sugestiva de eixo normal.

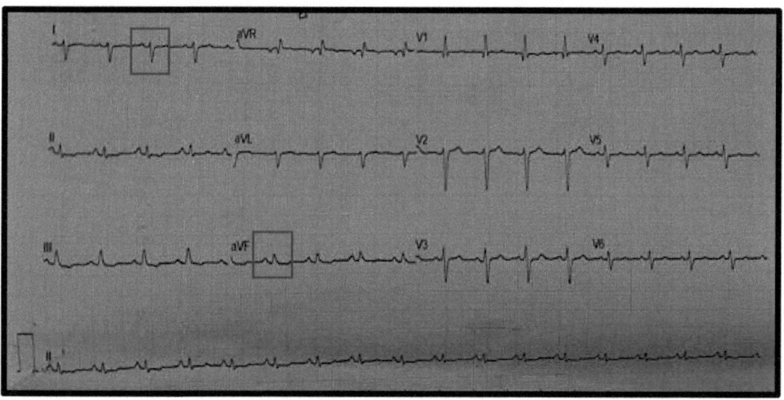

Fig. 10 c: O ECG mostra a deflexão negativa predominante do complexo QRS na derivação I do ECG e a deflexão positiva predominante do complexo QRS na derivação aVF, o que sugere um desvio do eixo para a direita.

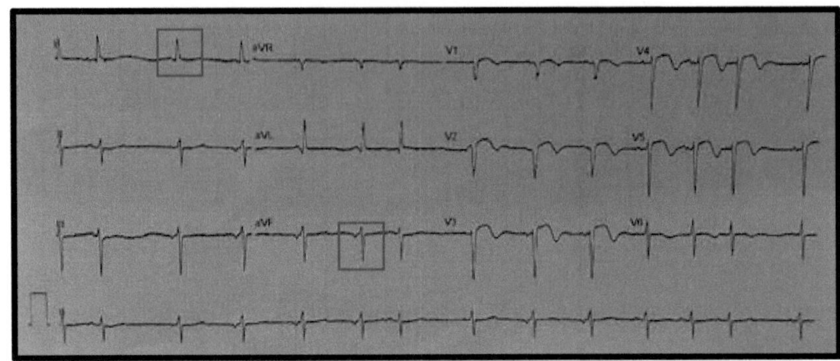

Fig. 10 d: O ECG mostra a deflexão positiva predominante do complexo QRS na derivação I do ECG e a deflexão negativa predominante do complexo QRS na derivação aVF, o que sugere um desvio do eixo para a direita.

Sugestão: Existem várias técnicas para determinar o eixo do coração.

Uma maneira fácil de lembrar é

Eixo esquerdo→ Deixa-se mutuamente e eixo direito→ Alcança-se mutuamente.

Capítulo 11: O segmento ST e as suas implicações

Autores:

Dra. Sheetal Panwar, residente sénior do Departamento de Anestesia, Index Medical College and Research Institute, Indore, Madhya Pradesh, Índia.

Dr. Mohamed Nidhal S, Consultor Neuroanestesista e Intensivista, H&M Hospital, Sithalapakkam, Chennai, Índia.

O segmento ST é uma parte importante de um traçado de ECG que representa o intervalo entre a despolarização e a repolarização ventricular. Nesse segmento, os ventrículos estão no seu nível máximo de polarização, e é por isso que qualquer alteração no segmento ST pode fornecer informações importantes sobre a função cardíaca de um paciente. O segmento ST é a porção da forma de onda do ECG que segue o complexo QRS, que representa a despolarização dos ventrículos. O segmento ST é uma secção isoeléctrica relativamente plana que se estende desde o final do complexo QRS até ao início da onda T. A duração do segmento ST é tipicamente menor que 0,2 segundos.

Durante a função cardíaca normal, o segmento ST deve ser plano e nivelado com a linha de base do traçado do ECG. No entanto, alterações no segmento ST podem ser indicativas de uma variedade de anormalidades cardíacas. Em alguns casos, essas alterações podem ser temporárias e benignas, enquanto em outros casos podem sinalizar uma condição mais grave que requer atenção imediata.

Uma alteração comum no segmento ST é a elevação do segmento ST, que ocorre quando o segmento ST está elevado acima da linha de base do traçado do ECG. A elevação do segmento ST pode ser causada por uma variedade de condições, incluindo infarto do miocárdio, pericardite e hipertrofia ventricular. No infarto do miocárdio, o supradesnivelamento do segmento ST é tipicamente localizado na área do coração afetada pelo infarto, o que pode ajudar a identificar a localização e a gravidade do infarto.

Outra alteração comum no segmento ST é a depressão do segmento ST, que ocorre quando o segmento ST está deprimido abaixo da linha de base do traçado do ECG. A depressão do segmento ST pode ser causada por uma variedade de condições, incluindo isquemia miocárdica, hipocalemia e hipertrofia ventricular. Na isquemia miocárdica, a depressão do segmento ST é tipicamente localizada na área do coração afetada pela isquemia, o que pode ajudar a identificar a localização e a gravidade da isquemia.

Outras alterações no segmento ST incluem o achatamento do segmento ST, que ocorre quando o segmento ST está nivelado com a linha de base do traçado do ECG, e o scooping do segmento ST, que ocorre quando o segmento ST tem uma forma côncava. Essas alterações podem ser indicativas de uma variedade de condições, incluindo repolarização precoce, hipertrofia ventricular esquerda e desequilíbrios eletrolíticos.

É importante notar que as alterações no segmento ST podem ser temporárias e benignas, ou podem ser indicativas de uma condição mais grave. Portanto, é importante considerar o contexto clínico do traçado do ECG ao interpretar alterações no segmento ST. Por exemplo, um paciente com dor torácica e elevação do segmento ST pode estar sofrendo um infarto do miocárdio, enquanto um paciente sem sintomas e com elevação do segmento ST pode ter uma condição benigna, como repolarização precoce.

Além das alterações no segmento ST, outras características do traçado do ECG também podem fornecer informações importantes sobre a função cardíaca. Entre elas estão a amplitude e a duração do complexo QRS, a duração do intervalo PR e a morfologia da onda T. Anormalidades nessas características também podem ser indicativas de uma variedade de anormalidades cardíacas.

A elevação do segmento ST e o infradesnivelamento recíproco das derivações são importantes achados no ECG que são comumente observados em pacientes com infarto agudo do miocárdio (IAM) e outras condições cardíacas. Esses achados são importantes para diagnosticar o IAM e orientar a tomada de decisão clínica em relação ao tratamento. A elevação do segmento ST refere-se a uma elevação do segmento ST acima da linha de base do traçado do ECG. Esse achado é visto tipicamente em pacientes com infarto agudo do miocárdio, embora também possa ser visto em outras condições cardíacas, como pericardite e aneurisma ventricular. A elevação do segmento ST é tipicamente localizada na área do coração afetada pelo infarto, o que pode ajudar a identificar a localização e a gravidade do infarto.

O supradesnivelamento do segmento ST é importante porque reflecte uma perturbação do equilíbrio das correntes iónicas na membrana das células cardíacas. Durante um IAM, há uma redução do fluxo sanguíneo para a área afectada do coração, o que leva a uma falta de oxigénio e de nutrientes para as células cardíacas. Isso leva a um distúrbio no equilíbrio das correntes iónicas, que pode causar uma elevação do segmento ST.

A depressão recíproca das derivações é outro achado importante do ECG observado em pacientes com IAM. A depressão recíproca das derivações refere-se a uma depressão do segmento ST nas derivações que são opostas às derivações que mostram elevação do segmento ST. Por exemplo, se houver elevação do segmento ST nas derivações II, III e aVF, seria esperada uma depressão recíproca nas derivações aVL e I.

O mecanismo por trás da depressão recíproca do eletrodo não é bem compreendido, mas acredita-se que seja devido a uma redistribuição de forças elétricas dentro do coração. A área do coração afetada pelo IAM tem uma carga positiva maior, o que leva a uma redistribuição das forças elétricas para o lado oposto do coração. Isso pode levar a uma depressão do segmento ST nas derivações opostas às derivações que mostram elevação do segmento ST.

A depressão recíproca das derivações é um achado importante porque ajuda a confirmar o diagnóstico de IAM. Se a elevação do segmento ST estiver presente em um conjunto de derivações e a depressão recíproca estiver presente no conjunto oposto de derivações, isso sugere fortemente a presença de IAM.

Além do IAM, a elevação do segmento ST e o infradesnivelamento recíproco das derivações também podem ser vistos em outras condições cardíacas, como pericardite e aneurisma ventricular. Na pericardite, a elevação do segmento ST é tipicamente difusa e envolve múltiplas derivações. A depressão recíproca das derivações não é tipicamente observada na pericardite. No aneurisma ventricular, a elevação do segmento ST é tipicamente persistente e envolve as mesmas derivações durante um período de tempo prolongado. O infradesnivelamento recíproco das derivações geralmente não é observado no aneurisma ventricular.

Enfarte do miocárdio da parede anterior:

O enfarte do miocárdio (IM) da parede anterior é uma doença grave que ocorre quando há um bloqueio numa das principais artérias que fornecem sangue à parede anterior do coração. Os achados no ECG de um enfarte do miocárdio da parede anterior incluem, em geral, elevação do segmento ST, ondas Q e inversão da onda T. Essas alterações ocorrem nas derivações que correspondem à área afetada do coração, que geralmente é a artéria descendente anterior esquerda (DAE).

A elevação do segmento ST é o achado mais comum no ECG do enfarte de parede anterior. O segmento ST representa o período entre a despolarização e a repolarização ventricular e, no enfarte de miocárdio da parede anterior, é frequente haver uma elevação do segmento ST nas derivações que correspondem à área afectada do coração. Essa elevação é geralmente maior que 1mm em duas ou mais derivações contíguas.

Outro achado no ECG no enfarte do miocárdio de parede anterior são as ondas Q. As ondas Q são pequenas deflexões negativas que ocorrem na forma de onda do ECG após um enfarte do miocárdio. No enfarte do miocárdio de parede anterior, pode haver ondas Q nas derivações que correspondem à área afectada do coração. As ondas Q indicam a presença de tecido cicatricial na área afectada.

A inversão da onda T também é comum no IM de parede anterior. A onda T representa a repolarização dos ventrículos e, no IM de parede anterior, pode haver inversão da onda T nas derivações que correspondem à área afectada do coração. Essa inversão é frequentemente observada nas mesmas derivações que apresentam elevação do segmento ST.

No enfarte do miocárdio (IM) de parede anterior, a elevação do segmento ST é tipicamente observada nas derivações V1 a V6, bem como nas derivações I e aVL. A quantidade de elevação do segmento ST vista acima da linha isoeléctrica pode variar, mas, em geral, é considerada significativa se for superior a 1 mm em duas ou mais derivações contíguas. As derivações específicas que mostram elevação do segmento ST e o grau de elevação podem fornecer informações diagnósticas importantes para determinar a localização e a extensão da lesão cardíaca no IM de parede anterior.

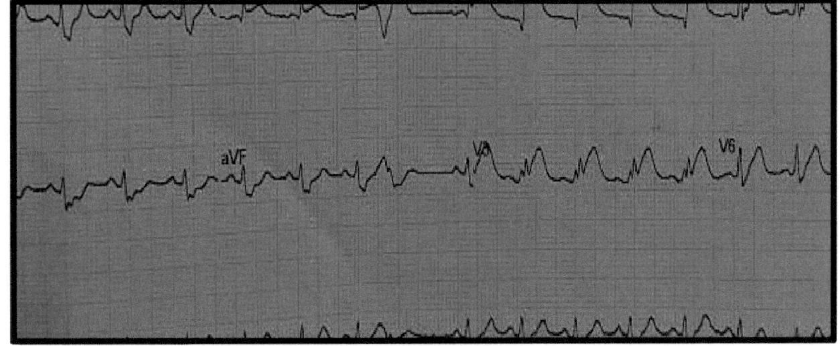

Fig. 11a: ECG sugestivo de elevação do segmento ST nas derivações I, aVL e V2- V6

Infarto do miocárdio da parede inferior:

O enfarte do miocárdio (MI) da parede inferior é um tipo de ataque cardíaco que ocorre quando há um bloqueio numa das principais artérias que fornecem sangue à parte inferior do coração. A artéria mais frequentemente afectada é a artéria coronária direita (ACD), que fornece sangue às paredes inferior e posterior do coração.

As alterações do ECG no IM de parede inferior incluem tipicamente elevação do segmento ST nas derivações II, III e aVF. Essas derivações representam as derivações inferiores do ECG padrão de 12 derivações. A elevação do segmento ST nessas derivações é um achado característico do IM de parede inferior e indica lesão significativa da parede inferior do coração.

O enfarte do miocárdio da parede inferior também pode estar associado a alterações recíprocas no ECG, que são alterações que ocorrem noutras derivações que não são directamente afectadas pelo enfarte do miocárdio, mas que têm uma direcção oposta às alterações nas derivações afectadas. No caso do enfarte de parede inferior, as alterações recíprocas podem ser observadas nas derivações laterais altas, nomeadamente nas derivações I e aVL. Estas derivações podem apresentar depressão do segmento ST, indicando que estão isquémicas ou que não recebem fluxo sanguíneo suficiente.

É importante salientar que nem todos os enfartes de parede inferior apresentam elevação do segmento ST nas três derivações inferiores (II, III e aVF). Em alguns casos, o segmento ST pode estar elevado em apenas uma ou duas dessas derivações. Além disso, a extensão da elevação do segmento ST pode variar de acordo com a gravidade e a localização da lesão cardíaca.

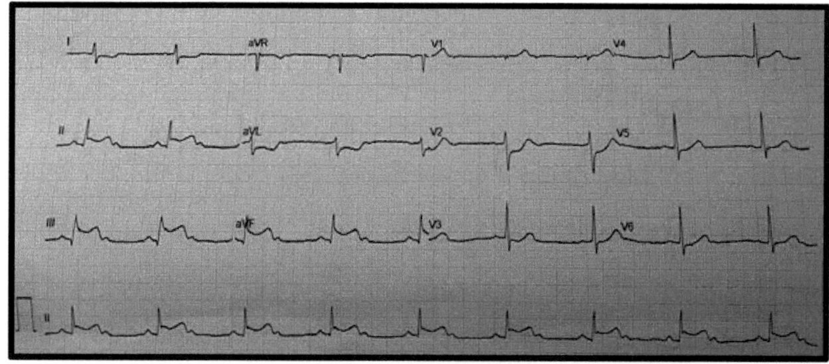

Fig. 11b: O ECG mostra um supradesnivelamento de ST nas derivações II, III e aVF que sugere enfarte de miocárdio de parede inferior.

Parede lateral MI:

A parede lateral do coração refere-se ao lado esquerdo do coração, incluindo o ventrículo esquerdo e a aurícula esquerda. A artéria mais frequentemente afectada no enfarte da parede lateral é a artéria circunflexa esquerda (LCX).

As alterações no ECG no IM de parede lateral incluem tipicamente elevação do segmento ST nas derivações I, aVL, V5 e V6. Essas derivações representam as derivações laterais do ECG padrão de 12 derivações. A elevação do segmento ST nessas derivações é um achado marcante no IM de parede lateral e indica danos significativos à parede lateral do coração.

Em alguns casos, o IM de parede lateral pode também envolver a parede inferior do coração, levando à elevação do segmento ST nas derivações II, III e aVF, para além das derivações laterais. Isso é conhecido como IM lateral alto.

No ECG do enfarte do miocárdio de parede lateral podem também ser observadas alterações recíprocas, que são alterações que ocorrem noutras derivações não directamente afectadas pelo enfarte do miocárdio, mas que têm uma direcção oposta às alterações das derivações afectadas. No caso do IM de parede lateral, as alterações recíprocas podem ser observadas nas derivações inferiores (II, III e aVF), que podem apresentar infradesnivelamento do segmento ST.

É importante notar que nem todos os IMs de parede lateral apresentam elevação do segmento ST em todas as derivações laterais (I, aVL, V5 e V6). A extensão do supradesnivelamento do segmento ST pode variar de acordo com a gravidade e a localização da lesão cardíaca.

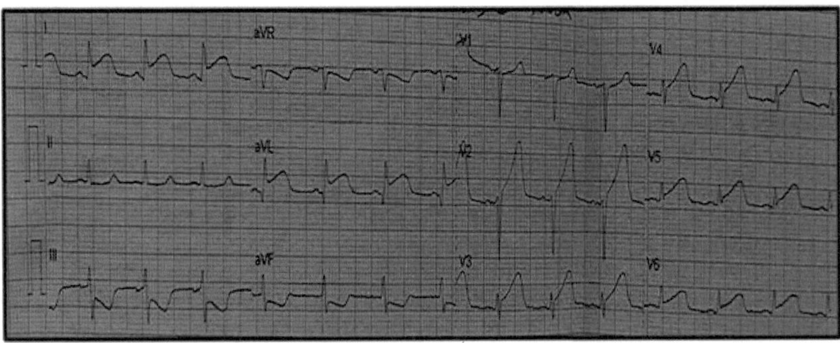

Fig. 11c: O ECG mostra um supradesnivelamento de ST nas derivações I, aVL, V5 e V6, o que sugere enfarte da parede lateral.

Sugestão: Deve-se sempre correlacionar o ECG com a história clínica. O facto de existirem elevações do segmento ST não significa que o doente esteja a sofrer um enfarte agudo do miocárdio. O ideal é verificar se há alterações recíprocas em derivações opostas.

Capítulo 12: Formação de ondas T e suas implicações

Autor:

Dr. Akshaya N Shetti, Professor, Departamento de Anestesiologia e Cuidados Críticos, DBVP Rural Medical College, Loni, Maharashtra, Índia.

As ondas T são um componente do traçado do ECG que representa a repolarização dos ventrículos. O seu nome deve-se à sua forma, que se assemelha à letra "T". A onda T começa no final do complexo QRS, que representa a despolarização ventricular, e termina imediatamente antes do início da onda P seguinte, que representa a despolarização atrial.

A altura e a duração de uma onda T normal podem variar de acordo com a derivação e a variabilidade individual. Em geral, a onda T é uma forma de onda de baixa amplitude que segue o complexo QRS e representa a repolarização ventricular. Nas derivações onde o complexo QRS é grande, como nas derivações precordiais (V1-V6), a amplitude da onda T pode ser maior, até 5 mm de altura. Em contrapartida, nas derivações em que o complexo QRS é mais pequeno, como nas derivações dos membros, a amplitude da onda T pode ser menor, normalmente com menos de 2 mm de altura. A duração da onda T também é variável e pode variar de 0,08 a 0,25 segundos. Em geral, a onda T deve ser mais estreita que o complexo QRS, mas ainda assim deve ser discernível como uma forma de onda distinta.

É importante ter em conta que as características normais da onda T podem variar consoante a idade, o sexo e outros factores. Além disso, as características anormais da onda T podem ser indicativas de doenças cardíacas ou não cardíacas subjacentes. Portanto, quaisquer alterações na morfologia da onda T devem ser avaliadas no contexto da apresentação clínica geral e do histórico médico do paciente.

A altura, a forma e o tempo da onda T podem fornecer informações importantes sobre o funcionamento do coração. Uma onda T anormalmente alta ou em pico pode ser um sinal de hipercalemia (níveis elevados de potássio no sangue), enquanto uma onda T plana pode indicar hipocalemia (níveis baixos de potássio). Além disso, a inversão da onda T pode ser um sinal de isquemia ou de lesão do músculo cardíaco.

É importante notar que as anomalias da onda T também podem ser causadas por uma variedade de outros factores, incluindo medicamentos, desequilíbrios electrolíticos e problemas cardíacos subjacentes. Por isso, é importante interpretar as anormalidades da onda T no contexto do quadro clínico geral do paciente.

A isquemia miocárdica ocorre quando o fornecimento de oxigénio e nutrientes ao músculo cardíaco é insuficiente devido à redução do fluxo sanguíneo. Isso pode ocorrer devido ao estreitamento das artérias coronárias, que fornecem sangue para o coração. Durante a isquemia do miocárdio, a onda T pode ficar achatada ou invertida, indicando uma repolarização anormal dos ventrículos. Isto deve-se à alteração da actividade eléctrica no tecido isquémico.

Em casos mais graves de isquemia miocárdica, em que há bloqueio completo da artéria coronária, pode ocorrer um enfarte agudo do miocárdio (EAM). Durante um EAM, a área afectada do músculo cardíaco começa a morrer devido à falta de oxigénio e nutrientes. Isso pode levar a alterações profundas no ECG, incluindo elevação do segmento ST e inversão da onda T. A inversão da onda T, neste caso, deve-se à repolarização anormal dos ventrículos no tecido isquémico e infartado.

Noutras doenças, como a pericardite, o ECG pode mostrar elevações difusas do segmento ST e inversões da onda T, que são normalmente observadas em várias derivações. Estas alterações reflectem a inflamação do músculo cardíaco e as perturbações eléctricas resultantes. As inversões da onda T observadas na pericardite podem ser observadas nas derivações que cobrem a área afectada do coração, mas também podem ser observadas em derivações afastadas da inflamação.

Ondas T altas, ou picos de onda T, são um achado no ECG em que a onda T tem uma amplitude anormalmente alta. Isso pode ser indicativo de uma variedade de condições cardíacas e não cardíacas e, portanto, é importante considerar a história clínica do paciente e outros achados do ECG para fazer um diagnóstico diferencial.

Algumas das condições cardíacas que podem causar ondas T altas incluem

Hipercalemia: Níveis elevados de potássio no sangue podem causar ondas T altas e com picos. A hipercalemia pode ocorrer em diversos contextos, incluindo insuficiência renal, medicamentos e certas condições médicas.

O limiar do nível de potássio sérico para ondas T altas pode variar entre indivíduos, mas, em geral, a amplitude da onda T começa a aumentar quando o nível de potássio sérico é superior a 5,5-6,0 mmol/L. À medida que o nível sérico de potássio continua a aumentar, a onda T pode tornar-se progressivamente mais alta e com mais picos. A hipercalemia grave, definida como um nível de potássio superior a 7,0-7,5 mmol/l, pode resultar em um padrão de ECG característico conhecido como "onda senoidal", em que a onda T se funde com o complexo QRS e o ECG se torna uma linha suave e ondulada.

Síndrome de repolarização precoce: É uma condição benigna que se caracteriza por elevação do ponto J e ondas T altas nas derivações inferior e lateral do ECG.

Síndrome de Brugada: Esta é uma doença hereditária rara que se caracteriza por elevação do segmento ST e segmento ST em forma de concha nas derivações precordiais direitas, bem como ondas T altas nas mesmas derivações.

Infarto agudo do miocárdio: Em alguns casos de enfarte agudo do miocárdio, pode haver ondas T altas e com picos nas derivações que cobrem a área isquémica.

Algumas das doenças não cardíacas que podem causar ondas T altas incluem

Hipertiroidismo: A glândula tiróide hiperactiva pode causar ondas T altas, bem como outras alterações no ECG, como taquicardia sinusal e fibrilhação auricular.

Hemorragia cerebral: Em alguns casos de hemorragia cerebral, podem ser observadas ondas T altas.

Medicamentos: Alguns medicamentos, como digitálicos, simpaticomiméticos e catecolaminas, podem causar ondas T altas.

É importante notar que as ondas T altas são um achado não específico e podem ser observadas numa variedade de condições. Por isso, é necessária uma avaliação completa para determinar a causa subjacente.

Sugestão: As ondas T altas inespecíficas são comuns em doentes adultos jovens. Deve-se excluir todas as causas possíveis.

Capítulo 13: Bloqueios de ramo

Autor:

Dr. Jimish D Trivedi, Professor Assistente no Departamento de Medicina, GMERS Gandhinagar, Gujarat, Índia.

A via de condução normal de um impulso eléctrico no coração começa no nódulo sinoatrial (SA), que é uma pequena massa de células especializadas localizada na aurícula direita do coração. O nódulo SA gera um impulso eléctrico que percorre as duas aurículas, fazendo com que estas se contraiam e bombeiem sangue para os ventrículos.

O sinal eléctrico chega então ao nódulo atrioventricular (AV), que está localizado na junção entre as aurículas e os ventrículos. O nódulo AV atrasa brevemente o impulso para permitir que os átrios terminem a contracção antes de transmitir o sinal aos ventrículos. O impulso passa então pelo feixe de His, que é uma via especializada que se divide em dois ramos, os ramos esquerdo e direito do feixe. Os ramos do feixe conduzem o impulso eléctrico para as fibras de Purkinje, que estão localizadas ao longo dos ventrículos. As fibras de Purkinje fazem com que os ventrículos se contraiam e bombeiem o sangue para fora do coração.

Esta sequência coordenada de impulsos eléctricos e contracções musculares assegura uma acção de bombeamento eficiente e eficaz do coração, permitindo-lhe bombear sangue para todo o corpo. Qualquer perturbação ou bloqueio nesta via pode levar a arritmias, como bloqueios de ramo, que podem afectar a capacidade do coração para bombear sangue de forma eficaz.

O bloqueio de ramo é uma doença em que os impulsos eléctricos que regulam o batimento cardíaco são atrasados ou bloqueados num dos dois ramos do feixe de His, que é o sistema de condução especializado do coração. Isto pode levar a um atraso no sinal eléctrico que provoca a contracção dos ventrículos, levando a um ritmo cardíaco mais lento e potencialmente a outros sintomas.

Existem dois tipos de bloqueio de ramo: bloqueio de ramo esquerdo (BRE) e bloqueio de ramo direito (BRD), que podem ser diagnosticados através de um electrocardiograma (ECG). O bloqueio do ramo esquerdo ocorre quando os impulsos eléctricos são retardados ou bloqueados no ramo esquerdo, causando um atraso na contracção do ventrículo esquerdo. Isto pode provocar sintomas como falta de ar, fadiga e tonturas. O bloqueio do ramo esquerdo pode estar associado a uma doença cardíaca subjacente, como doença arterial coronariana ou cardiomiopatia, ou pode ocorrer como resultado do envelhecimento.

O RBBB ocorre quando os impulsos eléctricos são retardados ou bloqueados no ramo direito, causando um atraso na contracção do ventrículo direito. O RBBB pode ser assintomático em alguns casos, mas também pode causar sintomas como falta de ar, fadiga e palpitações. O bloqueio do ramo direito pode estar associado a doença cardíaca subjacente, como embolia pulmonar ou defeitos cardíacos congénitos.

O bloqueio do ramo direito:

O bloqueio do ramo direito é uma doença em que os impulsos eléctricos que percorrem o ramo direito do sistema de condução do coração são atrasados ou bloqueados. Isto leva a um padrão característico num electrocardiograma (ECG), que é um registo da actividade eléctrica do coração.

No ECG, o RBBB é identificado pela presença de um complexo QRS alargado, que é o sinal eléctrico que representa a despolarização ou contracção ventricular. Normalmente, o complexo QRS é estreito e mede menos de 0,12 segundos (3 quadradinhos no papel do ECG), mas no bloqueio do ramo direito, o complexo QRS é mais largo do que 0,12 segundos e frequentemente mede entre 0,12 e 0,2 segundos (3-5 quadradinhos).

Para além do complexo QRS alargado, o RBBB é também caracterizado por alterações específicas na forma e duração de outras ondas no ECG. Essas alterações incluem: Uma onda S larga nas derivações V5 e V6: A onda S, que representa a despolarização da parede ventricular oposta, é mais larga e profunda do que o normal nessas derivações. Uma onda R arrastada ou alargada na derivação V1: A onda R, que representa a despolarização inicial dos ventrículos, é mais larga do que o normal e aparece como um padrão arrastado ou em forma de orelhas de coelho na derivação V1.

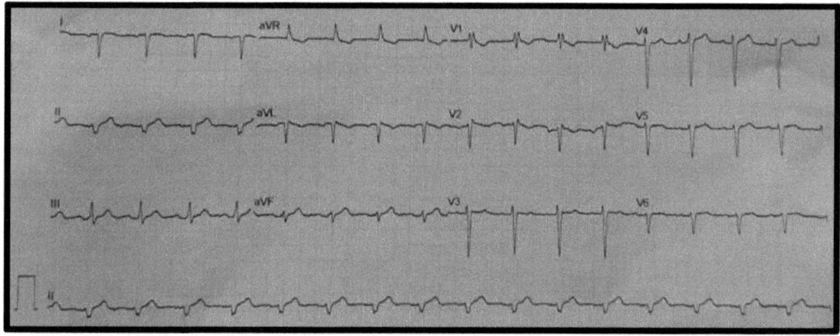

Fig. 13a: O ECG mostra uma onda R arrastada ou alargada na derivação V1 (padrão de orelhas de coelho) e uma onda S larga nas derivações V5 e V6.

O bloqueio do ramo esquerdo:

O bloqueio do ramo esquerdo (BRE) é uma condição em que os impulsos eléctricos que percorrem o ramo esquerdo do sistema de condução do coração são atrasados ou bloqueados. Isto leva a um padrão característico num electrocardiograma (ECG), que é um registo da actividade eléctrica do coração.

No ECG, o bloqueio do ramo esquerdo é identificado pela presença de um complexo QRS alargado, que é o sinal eléctrico que representa a despolarização ou contracção ventricular. Normalmente, o complexo QRS é estreito e mede menos de 0,12 segundos (3 quadradinhos no papel do ECG), mas no BCRE, o complexo QRS é mais largo que 0,12 segundos e frequentemente mede mais de 0,12 segundos (mais de 3 quadradinhos).

Além do complexo QRS alargado, o bloqueio do ramo esquerdo também é caracterizado por alterações específicas na forma e duração de outras ondas no ECG. Essas alterações incluem: Ondas S profundas nas derivações V1 e V2: A onda S, que representa a despolarização da parede ventricular oposta, é mais profunda do que o normal nessas derivações. Ondas R largas ou com entalhes nas derivações V5 e V6: A onda R, que representa a despolarização inicial dos ventrículos, é mais larga do que o normal e pode ter um aspecto entalhado ou arrastado nestas derivações.

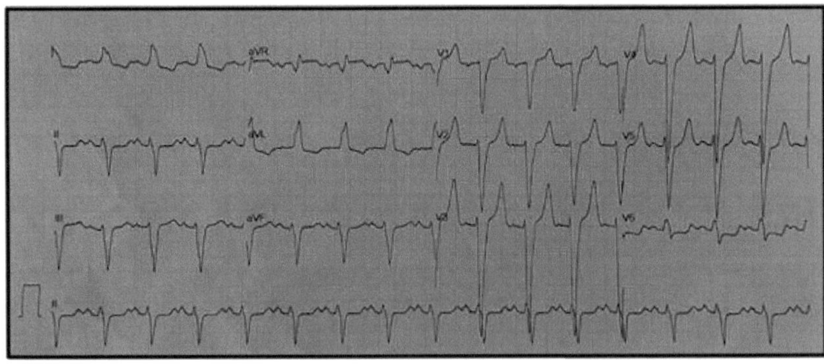

Fig. 13b: O ECG mostra ondas S profundas nas derivações V1 e V2 e ondas S arrastadas, ondas R largas ou entalhadas na derivação V6.

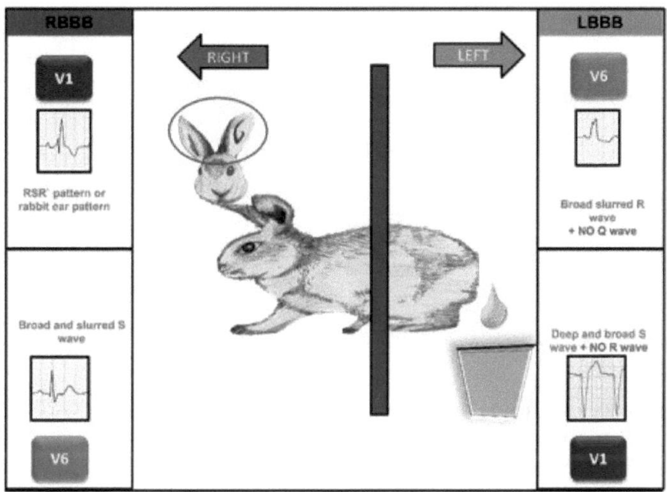

Fig. 13c: Os ramos direito e esquerdo explicados numa única imagem para facilitar a memorização.

Sugestão: Como mostra a Fig. 13c, é fácil lembrar-se do RBBB e do LBBB.

RBBB melhor visto em V1 e LBBB melhor visto em V6

Abordagem passo a passo dos ECGs.

Autor:

Dr. Akshaya N Shetti, Professor, Departamento de Anestesiologia e Cuidados Críticos, DBVP Rural Medical College, Loni, Maharashtra, Índia.

Os seguintes passos devem ser utilizados para a leitura de ECGs

1. **História e exame do paciente:**
2. **Normalização:**
3. **Ritmo:**
4. **Frequência cardíaca:**
5. **Onda P:**
6. **Intervalo PR:**
7. **Segmento ST:**
8. **Ondas T:**
9. **Sistema de condução:**
10. **Alargamento da câmara:**
11. **Eixo:**
12. **Diagnóstico provisório/diferencial com base na história:**

A árvore de ECG para uma abordagem fácil do diagnóstico (aplicável à leitura básica e avançada de ECG)

Autor:

Dr. Akshaya N Shetti, Professor, Departamento de Anestesiologia e Cuidados Críticos, DBVP Rural Medical College, Loni, Maharashtra, Índia.

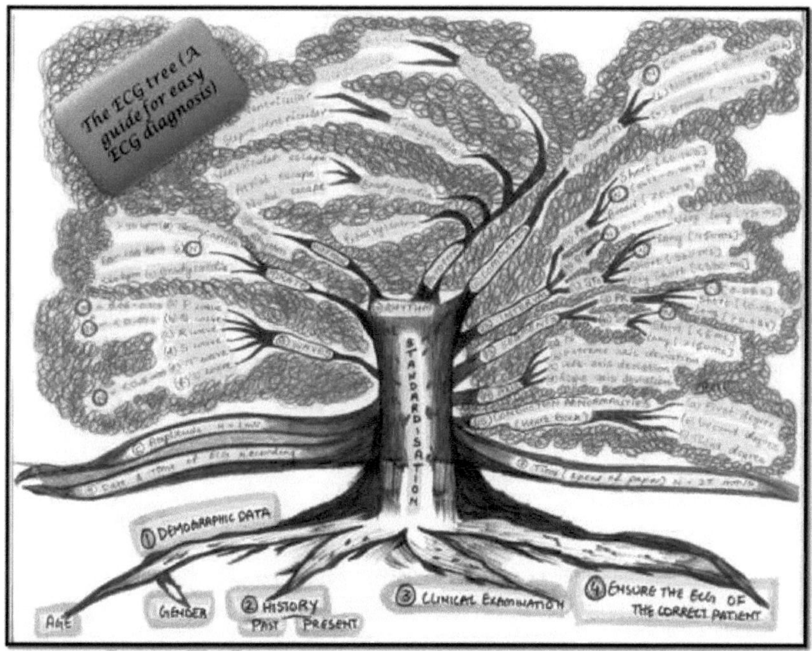

Capítulo 14: Praticar a leitura de ECG

Autor:

Dr. Rajdeep Kour, Professor Assistente, Departamento de Anestesia, GMC Jammu, Índia.

"A prática leva à perfeição. Após um longo período de prática, o nosso trabalho tornar-se-á natural, hábil, rápido e constante." - Bruce Lee

A leitura de ECG é uma competência fundamental que é essencial para os profissionais de saúde, especialmente os que trabalham em cardiologia, medicina de emergência e cuidados intensivos. Um ECG é um teste de diagnóstico não invasivo que mede a actividade eléctrica do coração e fornece informações importantes sobre o ritmo, a frequência e a função do coração. A interpretação do ECG requer conhecimentos de anatomia, fisiologia e fisiopatologia, bem como uma compreensão dos aspectos técnicos do teste. A prática da leitura de ECG pode ajudar os profissionais de saúde a desenvolver e manter as suas competências, melhorar a sua precisão de diagnóstico e melhorar os cuidados prestados aos doentes.

É importante começar pelo básico e desenvolver uma base sólida de conhecimentos. Isso inclui a compreensão da forma de onda normal do ECG e os vários componentes que compõem um traçado de ECG, como a onda P, o complexo QRS e a onda T. Uma vez dominadas estas bases, os alunos podem avançar para tópicos mais avançados, como arritmias, isquemia e enfarte. Outro princípio importante é a prática regular e consistente. Como qualquer outra competência, a interpretação de ECG requer prática para se tornar proficiente. A prática regular pode ajudar os profissionais de saúde a desenvolver as suas capacidades de diagnóstico e a manter os seus conhecimentos ao longo do tempo. Além disso, é importante procurar feedback e orientação de mentores ou instrutores experientes para ajudar a identificar áreas de melhoria e fornecer críticas construtivas.

Desejamos-vos as maiores felicidades!

Praticar ECG 1

Breve história do caso: Uma mulher de 55 anos apresentou-se com história de palpitações e suores. Tensão arterial 90/60 mm Hg.

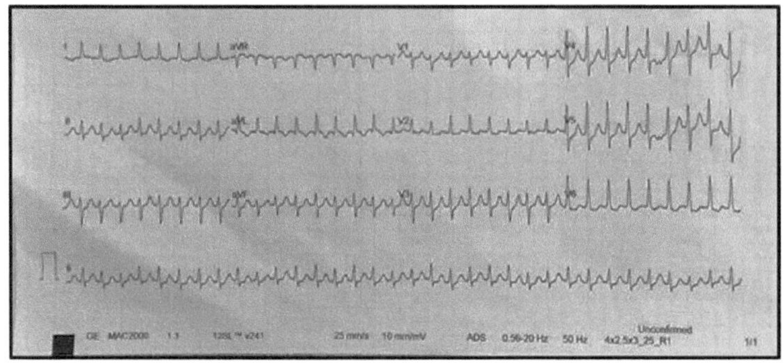

13. **Normalização:**
14. **Ritmo:**
15. **Frequência cardíaca:**
16. **Onda P:**
17. **Intervalo PR:**
18. **Segmento ST:**
19. **Ondas T:**
20. **Sistema de condução:**
21. **Alargamento da câmara:**
22. **Eixo:**
23. **Diagnóstico provisório/diferencial com base na história:**

Praticar ECG 2

Breve história do caso: Um homem de 45 anos, fumador crónico e com hipertensão arterial conhecida, apresentou-se com uma história de falta de ar.

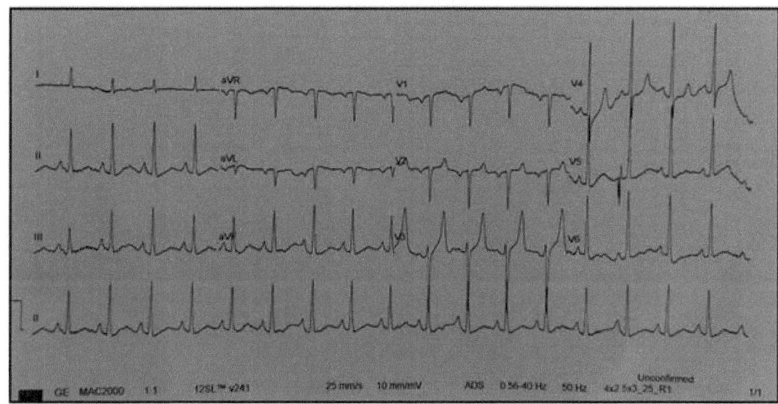

1. **Normalização:**
2. **Ritmo:**
3. **Frequência cardíaca:**
4. **Onda P:**
5. **Intervalo PR:**
6. **Segmento ST:**
7. **Ondas T:**
8. **Sistema de condução:**
9. **Alargamento da câmara:**
10. **Eixo:**
11. **Diagnóstico provisório/diferencial com base na história:**

Praticar ECG 3

Breve história do caso: Paciente do sexo feminino, 50 anos, com caso conhecido de doença cardíaca em tratamento, veio para acompanhamento.

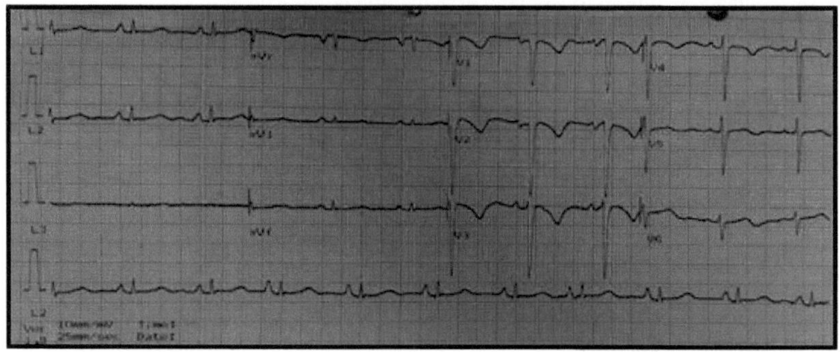

1. **Normalização:**
2. **Ritmo:**
3. **Frequência cardíaca:**
4. **Onda P:**
5. **Intervalo PR:**
6. **Segmento ST:**
7. **Ondas T:**
8. **Sistema de condução:**
9. **Alargamento da câmara:**
10. **Eixo:**
11. **Diagnóstico provisório/diferencial com base na história:**

Praticar ECG 4

Breve história do caso: Um homem de 60 anos apresentou-se com história de dor torácica e falta de ar.

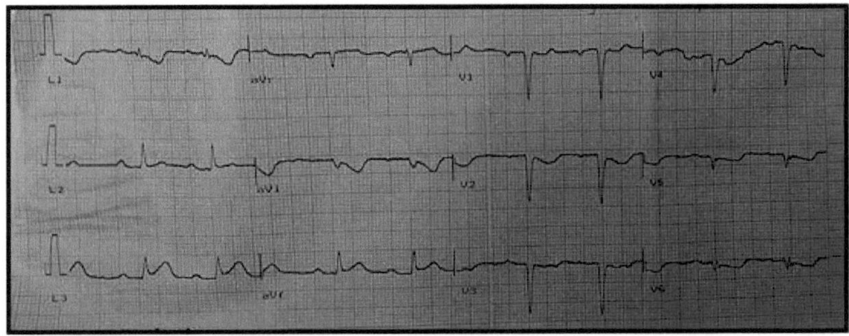

1. **Normalização:**
2. **Ritmo:**
3. **Frequência cardíaca:**
4. **Onda P:**
5. **Intervalo PR:**
6. **Segmento ST:**
7. **Ondas T:**
8. **Sistema de condução:**
9. **Alargamento da câmara:**
10. **Eixo:**
11. **Diagnóstico provisório/diferencial com base na história:**

Praticar ECG 5

Breve história do caso: Paciente de 62 anos de idade apresentou-se com história de palpitações e dor torácica ocasional.

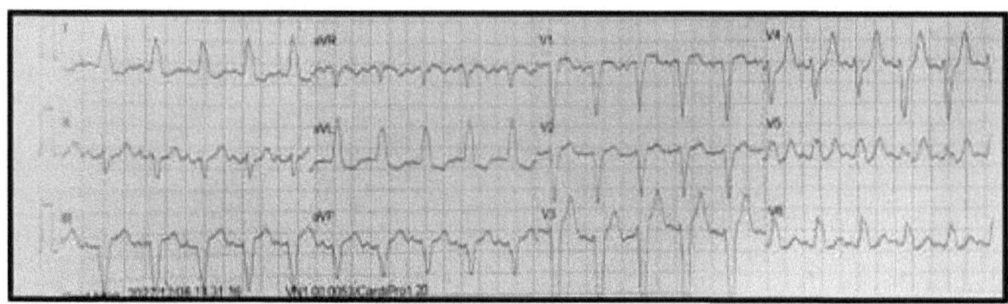

1. **Normalização:**
2. **Ritmo:**
3. **Frequência cardíaca:**
4. **Onda P:**
5. **Intervalo PR:**
6. **Segmento ST:**
7. **Ondas T:**
8. **Sistema de condução:**
9. **Alargamento da câmara:**
10. **Eixo:**
11. **Diagnóstico provisório/diferencial com base na história:**

Praticar ECG 6

Breve história do caso: Doente de 53 anos de idade com hipertensão arterial conhecida e medicação irregular.

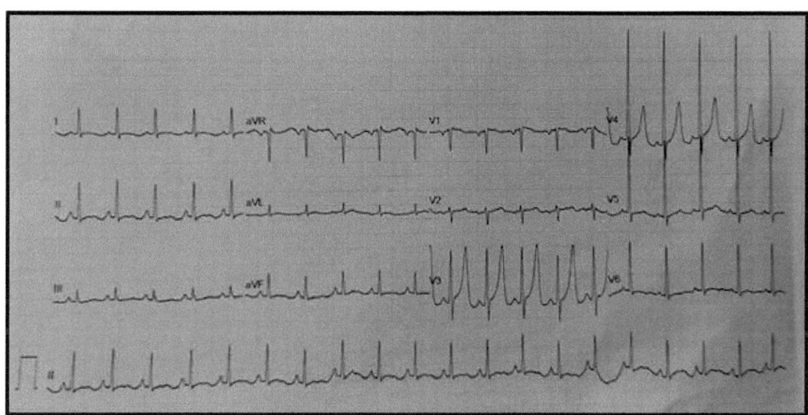

1. **Normalização:**
2. **Ritmo:**
3. **Frequência cardíaca:**
4. **Onda P:**
5. **Intervalo PR:**
6. **Segmento ST:**
7. **Ondas T:**
8. **Sistema de condução:**
9. **Alargamento da câmara:**
10. **Eixo:**
11. **Diagnóstico provisório/diferencial com base na história:**

Praticar ECG 7

Breve história do caso: Mulher de 35 anos de idade com história repetida de dores nas articulações e falta de ar de vez em quando. Também tinha antecedentes de toma de penicilina Inj.

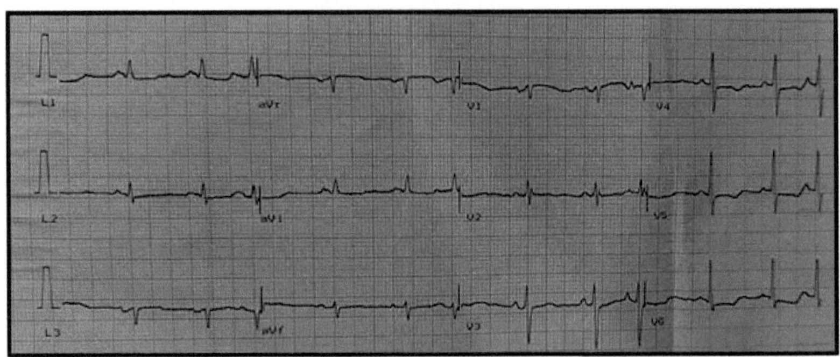

1. **Normalização:**
2. **Ritmo:**
3. **Frequência cardíaca:**
4. **Onda P:**
5. **Intervalo PR:**
6. **Segmento ST:**
7. **Ondas T:**
8. **Sistema de condução:**
9. **Alargamento da câmara:**
10. **Eixo:**
11. **Diagnóstico provisório/diferencial com base na história:**

Praticar ECG 8

Breve história do caso: Paciente de 33 anos de idade, apresentou-se com história de palpitações e falta de ar.

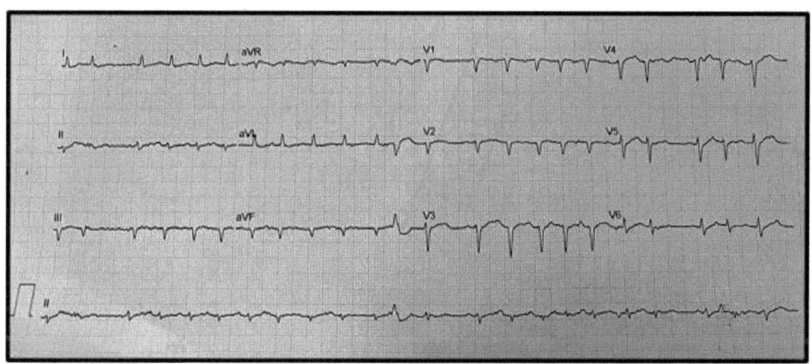

1. **Normalização:**
2. **Ritmo:**
3. **Frequência cardíaca:**
4. **Onda P:**
5. **Intervalo PR:**
6. **Segmento ST:**
7. **Ondas T:**
8. **Sistema de condução:**
9. **Alargamento da câmara:**
10. **Eixo:**
11. **Diagnóstico provisório/diferencial com base na história:**

Praticar ECG 9

Breve história do caso: Um doente de 73 anos de idade apresentou-se com história de dor torácica e falta de ar.

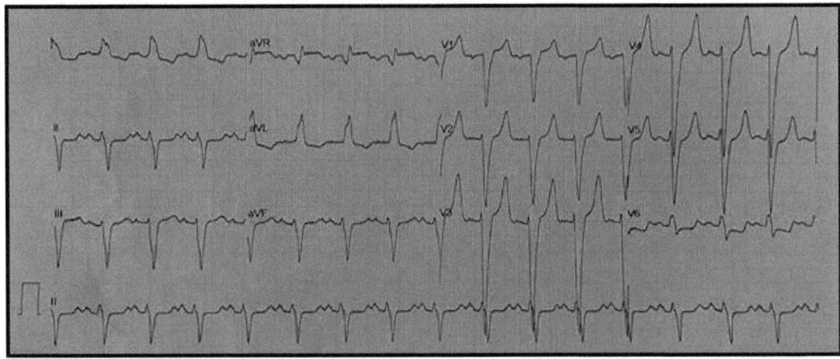

1. **Normalização:**
2. **Ritmo:**
3. **Frequência cardíaca:**
4. **Onda P:**
5. **Intervalo PR:**
6. **Segmento ST:**
7. **Ondas T:**
8. **Sistema de condução:**
9. **Alargamento da câmara:**
10. **Eixo:**
11. **Diagnóstico provisório/diferencial com base na história:**

Praticar ECG 10

Breve história do caso: Doente de 73 anos de idade com história de falta de ar e dor torácica ligeira.

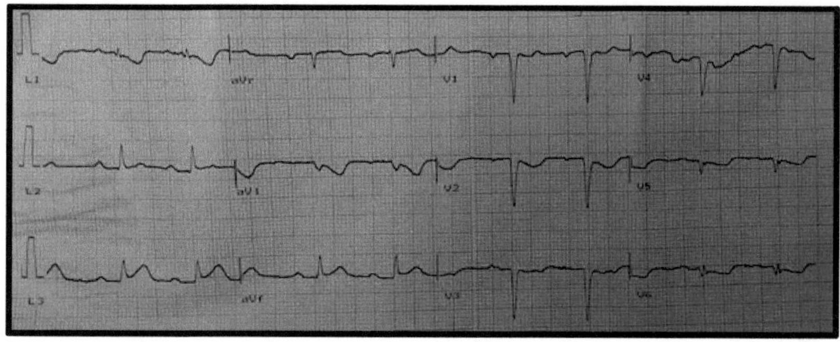

1. **Normalização:**
2. **Ritmo:**
3. **Frequência cardíaca:**
4. **Onda P:**
5. **Intervalo PR:**
6. **Segmento ST:**
7. **Ondas T:**
8. **Sistema de condução:**
9. **Alargamento da câmara:**
10. **Eixo:**
11. **Diagnóstico provisório/diferencial com base na história:**

Praticar ECG 11

Breve história do caso: Doente do sexo feminino, de 44 anos de idade, apresentou-se com história de dor torácica.

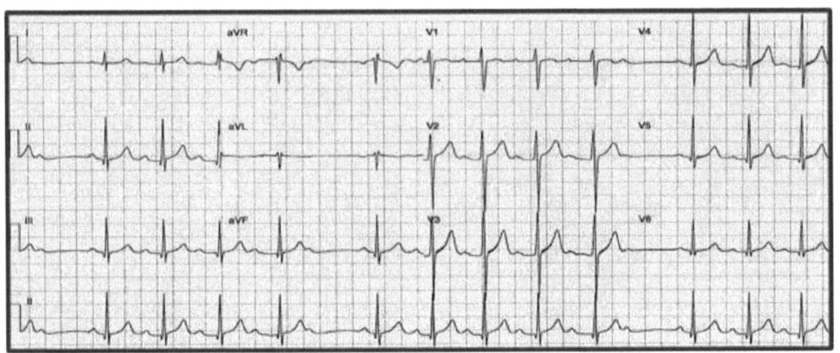

1. **Normalização:**
2. **Ritmo:**
3. **Frequência cardíaca:**
4. **Onda P:**
5. **Intervalo PR:**
6. **Segmento ST:**
7. **Ondas T:**
8. **Sistema de condução:**
9. **Alargamento da câmara:**
10. **Eixo:**
11. **Diagnóstico provisório/diferencial com base na história:**

Prática de ECG 12

Breve história do caso: Um doente de 53 anos com um caso conhecido de DPOC apresentou-se com falta de ar e dor torácica ligeira.

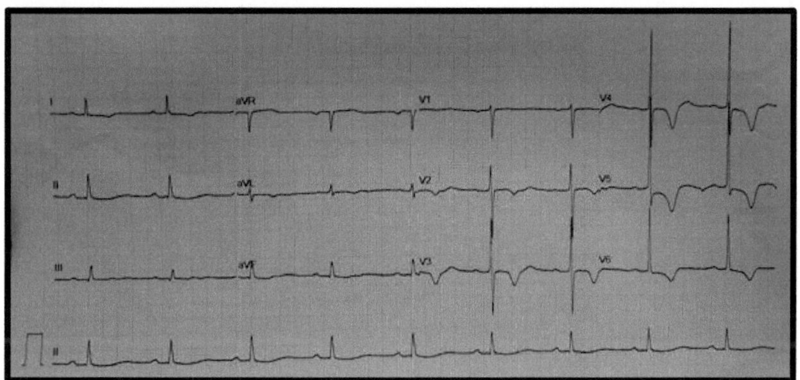

1. **Normalização:**
2. **Ritmo:**
3. **Frequência cardíaca:**
4. **Onda P:**
5. **Intervalo PR:**
6. **Segmento ST:**
7. **Ondas T:**
8. **Sistema de condução:**
9. **Alargamento da câmara:**
10. **Eixo:**
11. **Diagnóstico provisório/diferencial com base na história:**

Prática de ECG 13

Breve história do caso: Doente de 53 anos com história de síncope.

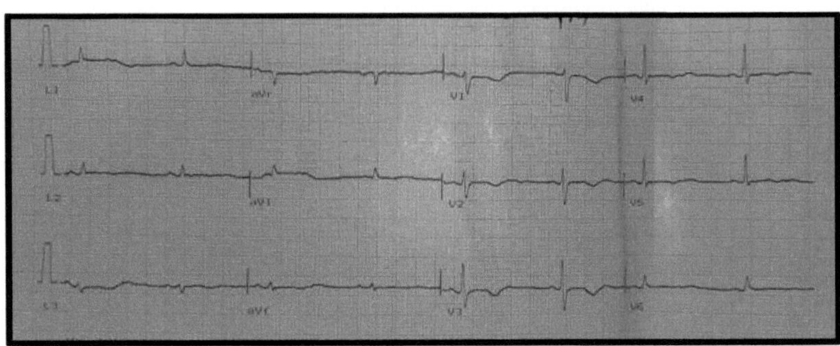

1. **Normalização:**
2. **Ritmo:**
3. **Frequência cardíaca:**
4. **Onda P:**
5. **Intervalo PR:**
6. **Segmento ST:**
7. **Ondas T:**
8. **Sistema de condução:**
9. **Alargamento da câmara:**
10. **Eixo:**
11. **Diagnóstico provisório/diferencial com base na história:**

Prática de ECG 14

Breve história do caso: Doente do sexo masculino, 40 anos, com história de dor torácica ocasional.

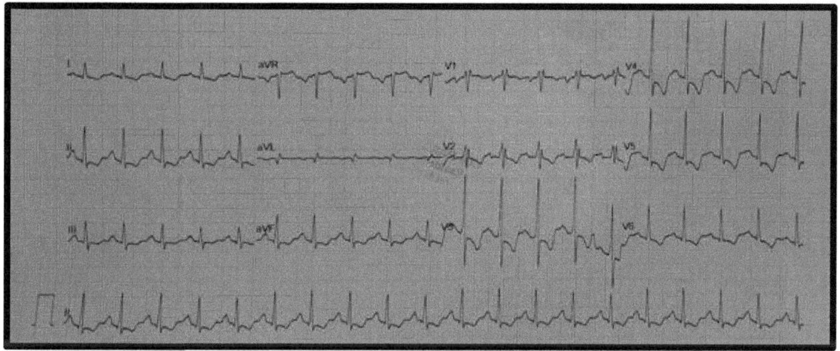

1. **Normalização:**
2. **Ritmo:**
3. **Frequência cardíaca:**
4. **Onda P:**
5. **Intervalo PR:**
6. **Segmento ST:**
7. **Ondas T:**
8. **Sistema de condução:**
9. **Alargamento da câmara:**
10. **Eixo:**
11. **Diagnóstico provisório/diferencial com base na história:**

Praticar ECG 15

Breve história do caso: Doente do sexo feminino, 60 anos, com história de dor torácica intensa, sudação e falta de ar.

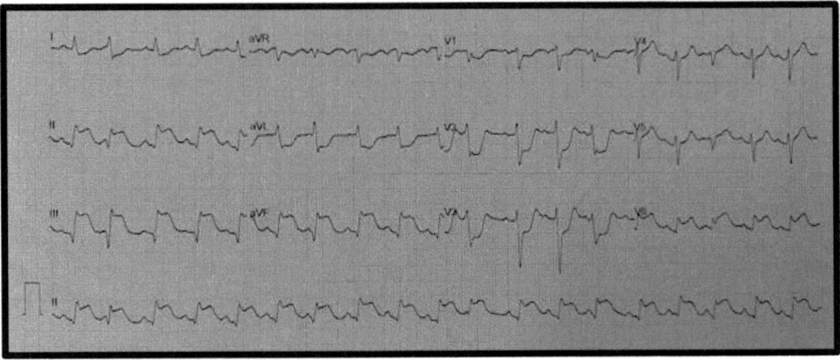

1. **Normalização:**
2. **Ritmo:**
3. **Frequência cardíaca:**
4. **Onda P:**
5. **Intervalo PR:**
6. **Segmento ST:**
7. **Ondas T:**
8. **Sistema de condução:**
9. **Alargamento da câmara:**
10. **Eixo:**
11. **Diagnóstico provisório/diferencial com base na história:**

Prática de ECG 16

Breve história do caso: Doente do sexo feminino, de 62 anos de idade, com história de palpitações e que ficou subitamente inconsciente na unidade de cuidados intensivos.

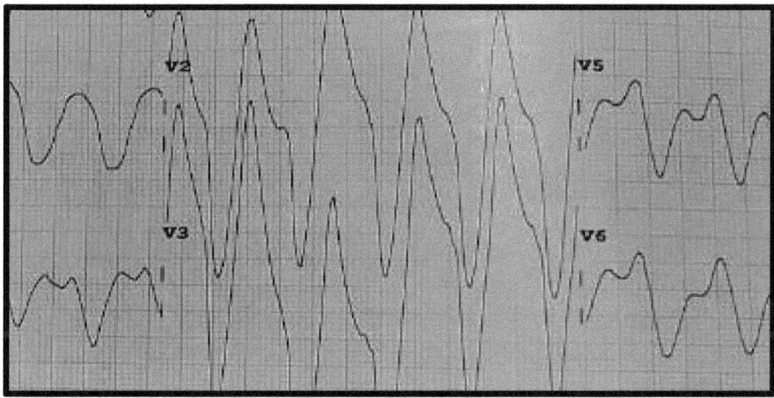

1. **Normalização:**
2. **Ritmo:**
3. **Frequência cardíaca:**
4. **Onda P:**
5. **Intervalo PR:**
6. **Segmento ST:**
7. **Ondas T:**
8. **Sistema de condução:**
9. **Alargamento da câmara:**
10. **Eixo:**
11. **Diagnóstico provisório/diferencial com base na história:**

Prática de ECG 17

Breve história do caso: Doente do sexo feminino, 32 anos, com história de episódios repetidos de síncope, palpitações intermitentes.

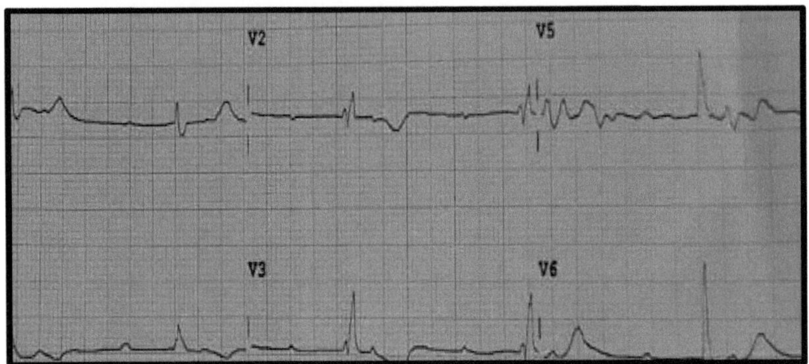

1. **Normalização:**
2. **Ritmo:**
3. **Frequência cardíaca:**
4. **Onda P:**
5. **Intervalo PR:**
6. **Segmento ST:**
7. **Ondas T:**
8. **Sistema de condução:**
9. **Alargamento da câmara:**
10. **Eixo:**
11. **Diagnóstico provisório/diferencial com base na história:**

Prática de ECG 18

Breve história de caso: Doente do sexo masculino, 78 anos, com história de tonturas e dor torácica ocasional.

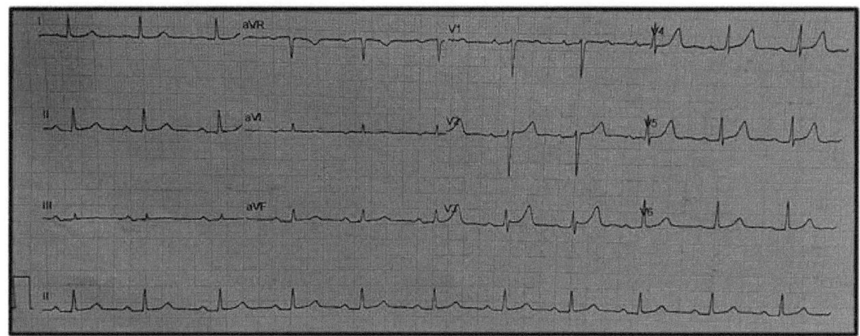

1. **Normalização:**
2. **Ritmo:**
3. **Frequência cardíaca:**
4. **Onda P:**
5. **Intervalo PR:**
6. **Segmento ST:**
7. **Ondas T:**
8. **Sistema de condução:**
9. **Alargamento da câmara:**
10. **Eixo:**
11. **Diagnóstico provisório/diferencial com base na história:**

Prática de ECG 19

Breve história do caso: Doente do sexo masculino, 45 anos, com história de dor torácica aos esforços.

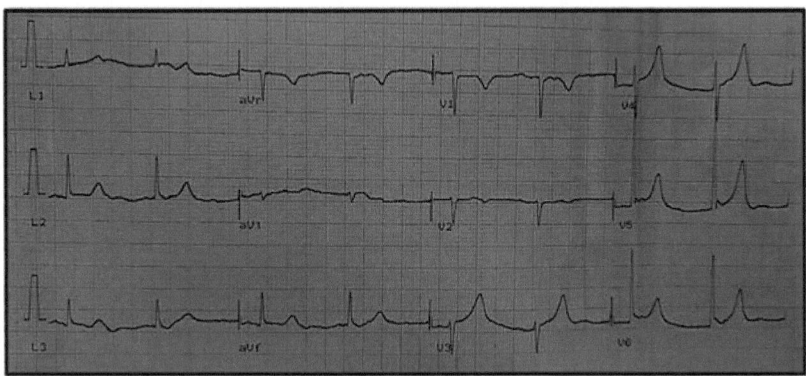

1. **Normalização:**
2. **Ritmo:**
3. **Frequência cardíaca:**
4. **Onda P:**
5. **Intervalo PR:**
6. **Segmento ST:**
7. **Ondas T:**
8. **Sistema de condução:**
9. **Alargamento da câmara:**
10. **Eixo:**
11. **Diagnóstico provisório/diferencial com base na história:**

Praticar ECG 20

Breve história do caso: Paciente do sexo feminino, 35 anos, com história de palpitações e antecedentes de substituição valvular.

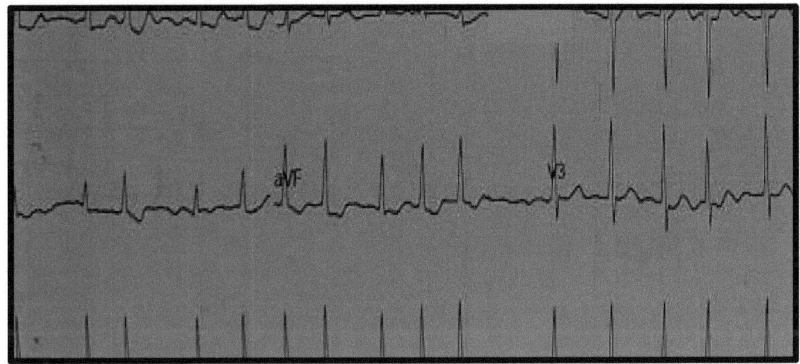

1. **Normalização:**
2. **Ritmo:**
3. **Frequência cardíaca:**
4. **Onda P:**
5. **Intervalo PR:**
6. **Segmento ST:**
7. **Ondas T:**
8. **Sistema de condução:**
9. **Alargamento da câmara:**
10. **Eixo:**
11. **Diagnóstico provisório/diferencial com base na história:**

Praticar ECG 21

Breve história do caso: Doente do sexo feminino, 53 anos, com história de dor torácica intensa e sudação profusa.

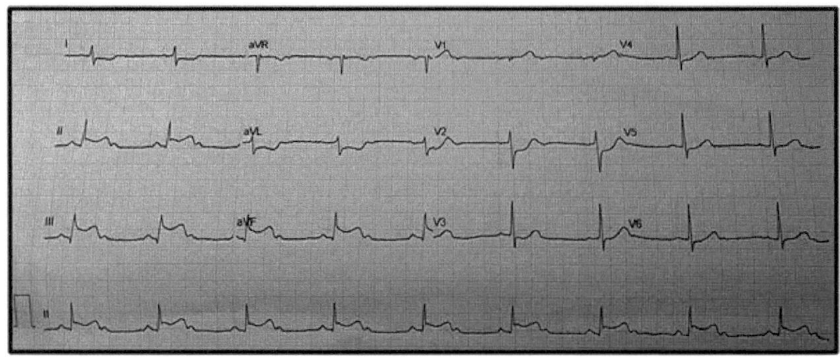

1. **Normalização:**
2. **Ritmo:**
3. **Frequência cardíaca:**
4. **Onda P:**
5. **Intervalo PR:**
6. **Segmento ST:**
7. **Ondas T:**
8. **Sistema de condução:**
9. **Alargamento da câmara:**
10. **Eixo:**
11. **Diagnóstico provisório/diferencial com base na história:**

Prática de ECG 22

Breve história do caso: Doente do sexo masculino, 58 anos, com história de dor torácica intensa e sudação profusa.

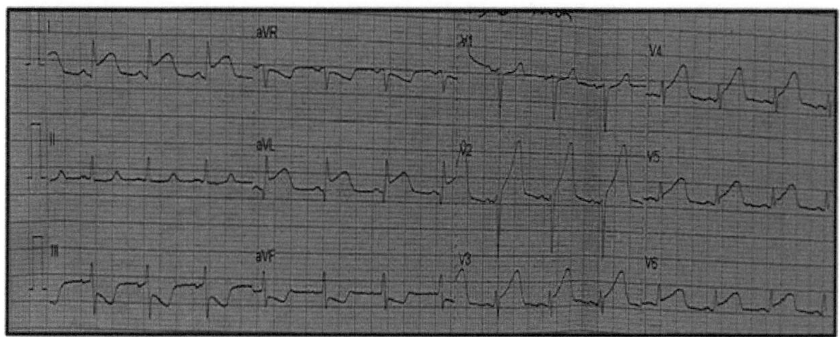

1. **Normalização:**
2. **Ritmo:**
3. **Frequência cardíaca:**
4. **Onda P:**
5. **Intervalo PR:**
6. **Segmento ST:**
7. **Ondas T:**
8. **Sistema de condução:**
9. **Alargamento da câmara:**
10. **Eixo:**
11. **Diagnóstico provisório/diferencial com base na história:**

Prática de ECG 23

Breve história do caso: Paciente do sexo feminino, 20 anos de idade, com história de falta de ar e um caso conhecido de CIV.

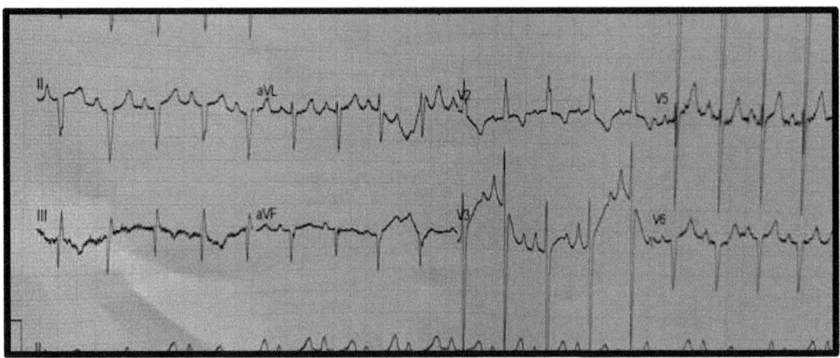

1. **Normalização:**
2. **Ritmo:**
3. **Frequência cardíaca:**
4. **Onda P:**
5. **Intervalo PR:**
6. **Segmento ST:**
7. **Ondas T:**
8. **Sistema de condução:**
9. **Alargamento da câmara:**
10. **Eixo:**
11. **Diagnóstico provisório/diferencial com base na história:**

Prática de ECG 24

Breve história de caso: Doente do sexo feminino, 32 anos, com história de falta de ar e palpitações. Trata-se de um caso conhecido de doença cardíaca reumática.

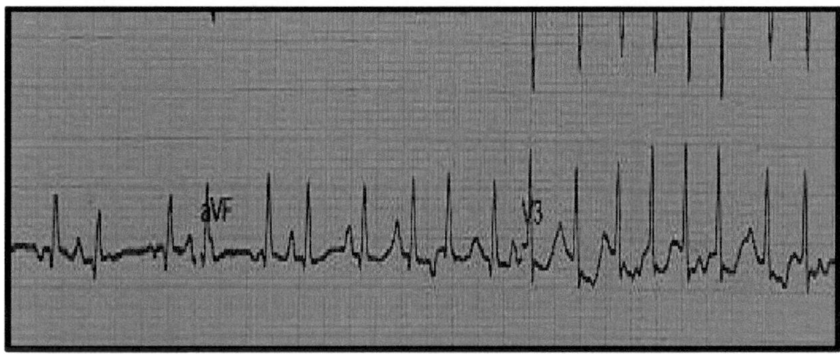

1. **Normalização:**
2. **Ritmo:**
3. **Frequência cardíaca:**
4. **Onda P:**
5. **Intervalo PR:**
6. **Segmento ST:**
7. **Ondas T:**
8. **Sistema de condução:**
9. **Alargamento da câmara:**
10. **Eixo:**
11. **Diagnóstico provisório/diferencial com base na história:**

Prática de ECG 25

Breve história do caso: Doente do sexo masculino, 21 anos, com história de falta de ar e palpitações. É um caso conhecido de doença cardíaca reumática.

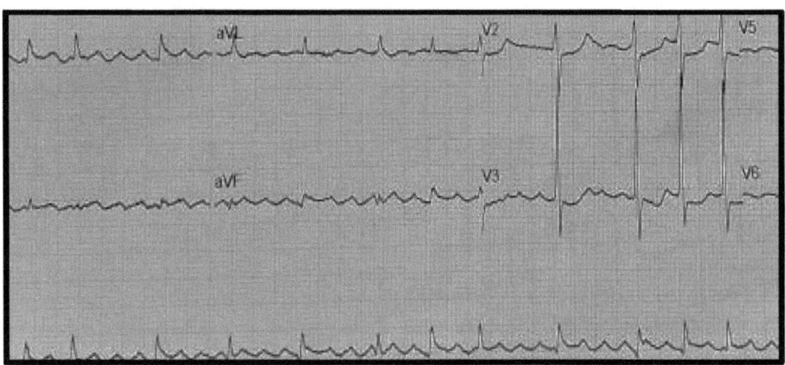

1. **Normalização:**
2. **Ritmo:**
3. **Frequência cardíaca:**
4. **Onda P:**
5. **Intervalo PR:**
6. **Segmento ST:**
7. **Ondas T:**
8. **Sistema de condução:**
9. **Alargamento da câmara:**
10. **Eixo:**
11. **Diagnóstico provisório/diferencial com base na história:**

Prática de ECG 26

Breve história do caso: Doente do sexo masculino, de 41 anos de idade, com história de falta de ar e um caso conhecido de DPOC.

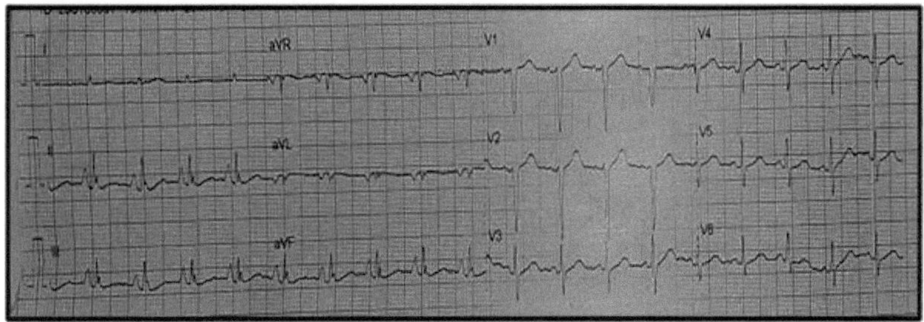

1. **Normalização:**
2. **Ritmo:**
3. **Frequência cardíaca:**
4. **Onda P:**
5. **Intervalo PR:**
6. **Segmento ST:**
7. **Ondas T:**
8. **Sistema de condução:**
9. **Alargamento da câmara:**
10. **Eixo:**
11. **Diagnóstico provisório/diferencial com base na história:**

Prática de ECG 27

Breve história do caso: Doente do sexo masculino, 48 anos, com história de síncope e antecedentes de hipertensão arterial.

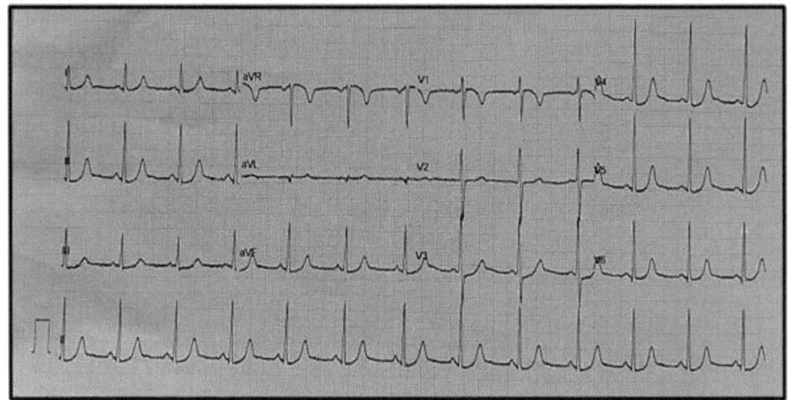

1. **Normalização:**
2. **Ritmo:**
3. **Frequência cardíaca:**
4. **Onda P:**
5. **Intervalo PR:**
6. **Segmento ST:**
7. **Ondas T:**
8. **Sistema de condução:**
9. **Alargamento da câmara:**
10. **Eixo:**
11. **Diagnóstico provisório/diferencial com base na história:**

Praticar ECG 28

Breve história do caso: Doente do sexo feminino, 66 anos de idade, com história de palpitações, vertigens e dor torácica ocasional.

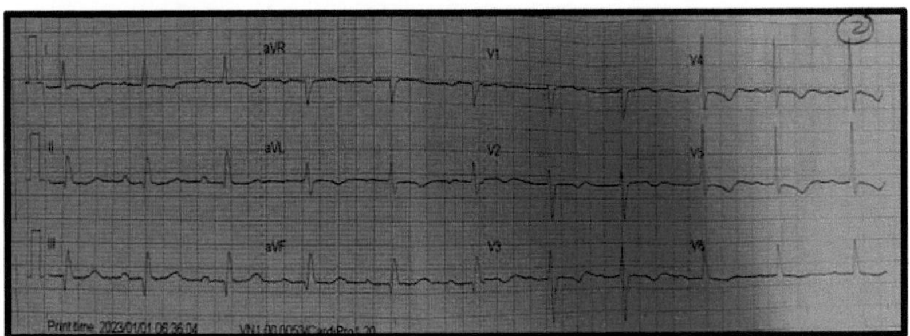

1. **Normalização:**
2. **Ritmo:**
3. **Frequência cardíaca:**
4. **Onda P:**
5. **Intervalo PR:**
6. **Segmento ST:**
7. **Ondas T:**
8. **Sistema de condução:**
9. **Alargamento da câmara:**
10. **Eixo:**
11. **Diagnóstico provisório/diferencial com base na história:**

Prática de ECG 29

Breve história do caso: Doente do sexo feminino, 36 anos de idade, com história de palpitações e um caso de doença cardíaca reumática.

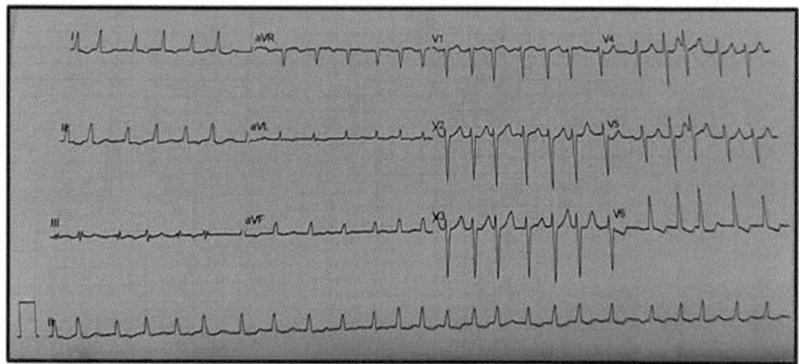

1. **Normalização:**
2. **Ritmo:**
3. **Frequência cardíaca:**
4. **Onda P:**
5. **Intervalo PR:**
6. **Segmento ST:**
7. **Ondas T:**
8. **Sistema de condução:**
9. **Alargamento da câmara:**
10. **Eixo:**
11. **Diagnóstico provisório/diferencial com base na história:**

Praticar ECG 30

Breve história do caso: Paciente do sexo masculino, 41 anos, sabidamente hipertenso, vem para avaliação cardíaca de rotina.

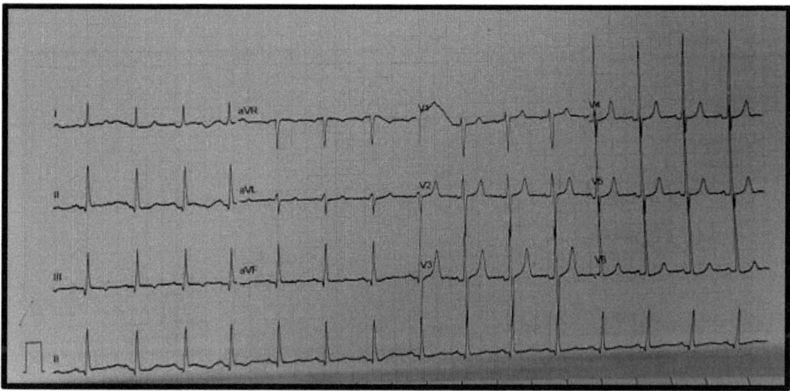

1. **Normalização:**
2. **Ritmo:**
3. **Frequência cardíaca:**
4. **Onda P:**
5. **Intervalo PR:**
6. **Segmento ST:**
7. **Ondas T:**
8. **Sistema de condução:**
9. **Alargamento da câmara:**
10. **Eixo:**
11. **Diagnóstico provisório/diferencial com base na história:**

Prática de ECG 31

Breve história do caso: O doente do sexo masculino, de 71 anos de idade, deu entrada no serviço de urgência com tonturas e ataque sincopal. Ao exame, o doente encontrava-se em hipotensão.

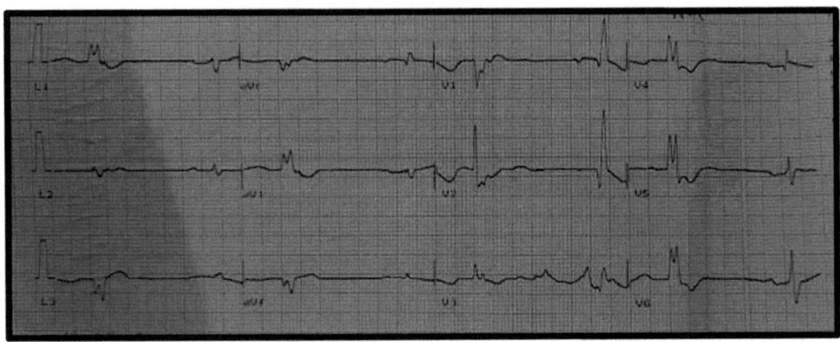

1. **Normalização:**
2. **Ritmo:**
3. **Frequência cardíaca:**
4. **Onda P:**
5. **Intervalo PR:**
6. **Segmento ST:**
7. **Ondas T:**
8. **Sistema de condução:**
9. **Alargamento da câmara:**
10. **Eixo:**
11. **Diagnóstico provisório/diferencial com base na história:**

Prática de ECG 32

Breve história do caso: Doente do sexo masculino, de 61 anos de idade, deu entrada no serviço de urgência com história de dor torácica intensa e dor irradiada do peito para o braço esquerdo.

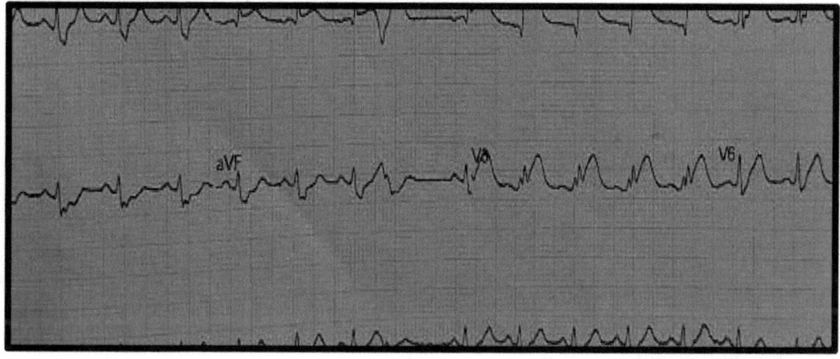

1. **Normalização:**
2. **Ritmo:**
3. **Frequência cardíaca:**
4. **Onda P:**
5. **Intervalo PR:**
6. **Segmento ST:**
7. **Ondas T:**
8. **Sistema de condução:**
9. **Alargamento da câmara:**
10. **Eixo:**
11. **Diagnóstico provisório/diferencial com base na história:**

Prática de ECG 33

Breve história do caso: Um doente do sexo masculino, de 55 anos de idade, deu entrada na unidade de cuidados intensivos com história de dor torácica.

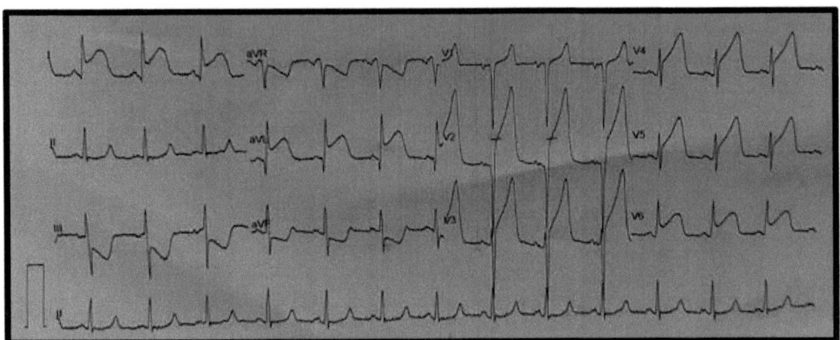

1. **Normalização:**
2. **Ritmo:**
3. **Frequência cardíaca:**
4. **Onda P:**
5. **Intervalo PR:**
6. **Segmento ST:**
7. **Ondas T:**
8. **Sistema de condução:**
9. **Alargamento da câmara:**
10. **Eixo:**
11. **Diagnóstico provisório/diferencial com base na história:**

Prática de ECG 34

Breve história do caso: Paciente do sexo masculino, 54 anos, veio para uma avaliação de rotina. O doente era um caso conhecido de hipertensão e está a tomar medicação.

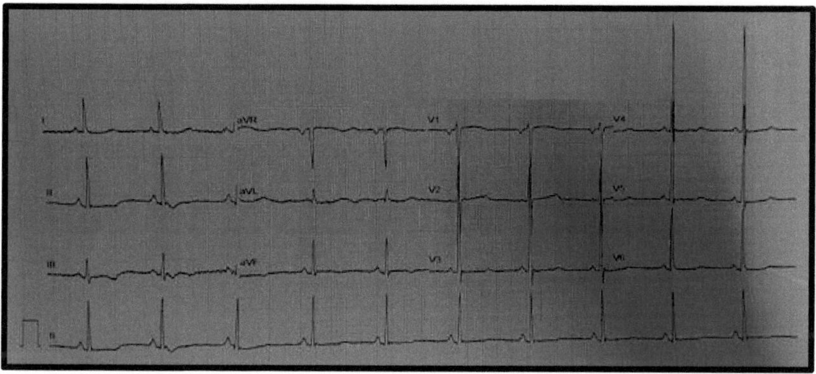

1. **Normalização:**
2. **Ritmo:**
3. **Frequência cardíaca:**
4. **Onda P:**
5. **Intervalo PR:**
6. **Segmento ST:**
7. **Ondas T:**
8. **Sistema de condução:**
9. **Alargamento da câmara:**
10. **Eixo:**
11. **Diagnóstico provisório/diferencial com base na história:**

Prática de ECG 35

Breve história do caso: Paciente do sexo feminino, 64 anos de idade, chegou à enfermaria com história de dor torácica grave.

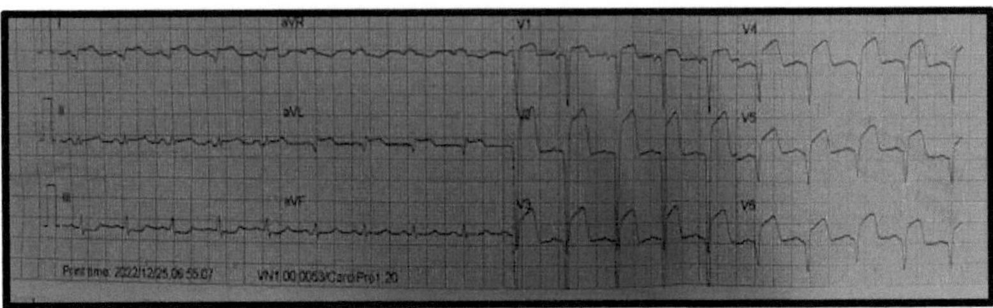

1. **Normalização:**
2. **Ritmo:**
3. **Frequência cardíaca:**
4. **Onda P:**
5. **Intervalo PR:**
6. **Segmento ST:**
7. **Ondas T:**
8. **Sistema de condução:**
9. **Alargamento da câmara:**
10. **Eixo:**
11. **Diagnóstico provisório/diferencial com base na história:**

Prática de ECG 36

Breve história do caso: Doente do sexo feminino, 45 anos, veio fazer um check-up de rotina e uma avaliação cardíaca.

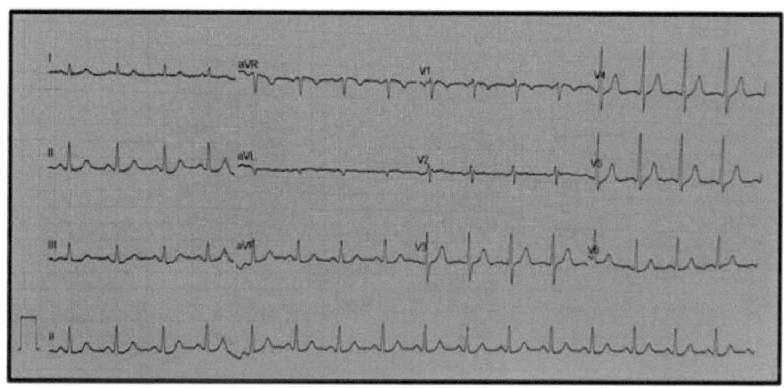

1. **Normalização:**
2. **Ritmo:**
3. **Frequência cardíaca:**
4. **Onda P:**
5. **Intervalo PR:**
6. **Segmento ST:**
7. **Ondas T:**
8. **Sistema de condução:**
9. **Alargamento da câmara:**
10. **Eixo:**
11. **Diagnóstico provisório/diferencial com base na história:**

Prática de ECG 37

Breve história do caso: Paciente do sexo masculino, 35 anos, apresentou-se com história de ausência de batimentos e dor torácica ocasional.

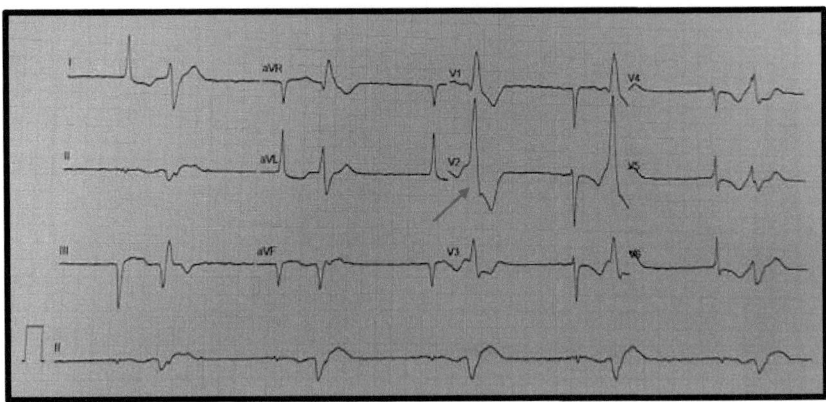

1. **Normalização:**
2. **Ritmo:**
3. **Frequência cardíaca:**
4. **Onda P:**
5. **Intervalo PR:**
6. **Segmento ST:**
7. **Ondas T:**
8. **Sistema de condução:**
9. **Alargamento da câmara:**
10. **Eixo:**
11. **Diagnóstico provisório/diferencial com base na história:**

Prática de ECG 38

Breve história do caso: Paciente do sexo feminino, 44 anos, apresentou-se com história de tonturas ocasionais e diminuição da tolerância ao trabalho.

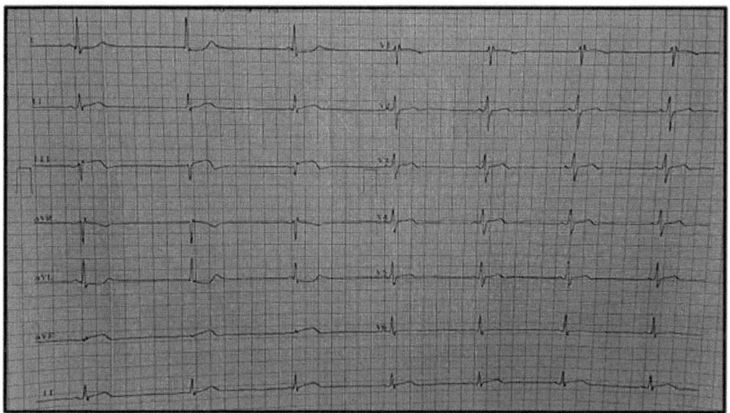

1. **Normalização:**
2. **Ritmo:**
3. **Frequência cardíaca:**
4. **Onda P:**
5. **Intervalo PR:**
6. **Segmento ST:**
7. **Ondas T:**
8. **Sistema de condução:**
9. **Alargamento da câmara:**
10. **Eixo:**
11. **Diagnóstico provisório/diferencial com base na história:**

Praticar ECG 39

Breve história do caso: Paciente do sexo feminino, 35 anos, com caso conhecido de estenose mitral.

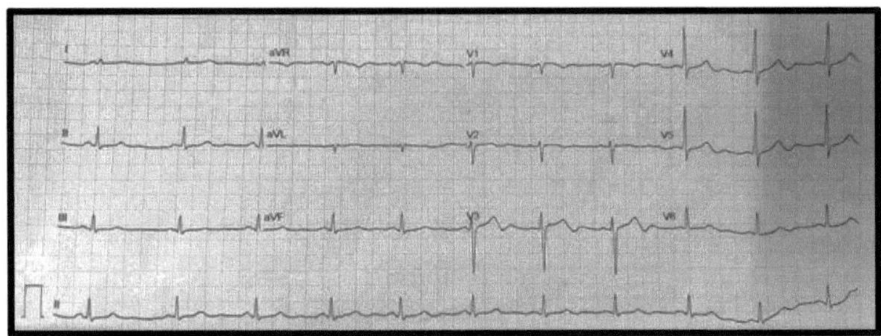

Vista ampliada do chumbo 2

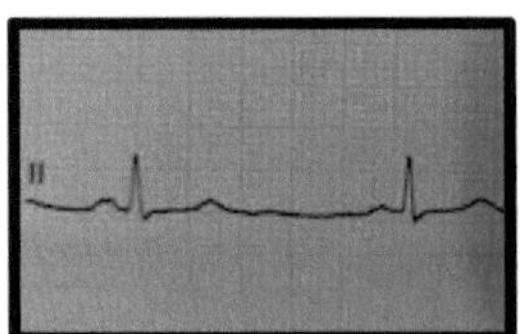

1. **Normalização:**
2. **Ritmo:**
3. **Frequência cardíaca:**
4. **Onda P:**
5. **Intervalo PR:**
6. **Segmento ST:**
7. **Ondas T:**
8. **Sistema de condução:**
9. **Alargamento da câmara:**
10. **Eixo:**
11. **Diagnóstico provisório/diferencial com base na história:**

Praticar ECG 40

Breve história do caso: Doente do sexo feminino, 38 anos, com um caso conhecido de doença cardíaca reumática.

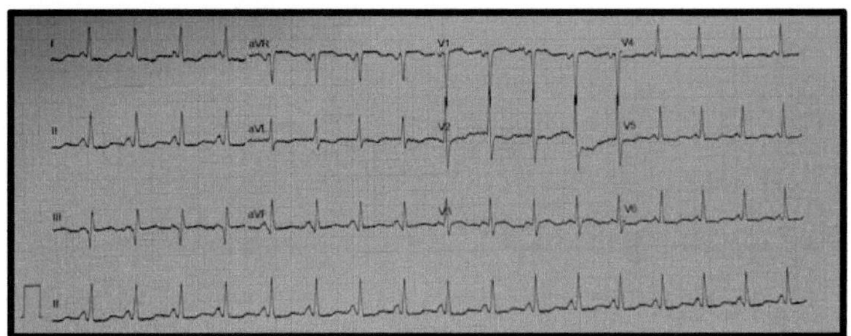

1. **Normalização:**
2. **Ritmo:**
3. **Frequência cardíaca:**
4. **Onda P:**
5. **Intervalo PR:**
6. **Segmento ST:**
7. **Ondas T:**
8. **Sistema de condução:**
9. **Alargamento da câmara:**
10. **Eixo:**
11. **Diagnóstico provisório/diferencial com base na história:**

Praticar ECG 41

Breve história do caso: Paciente do sexo masculino, 58 anos, queixa-se de dor no peito e palpitações

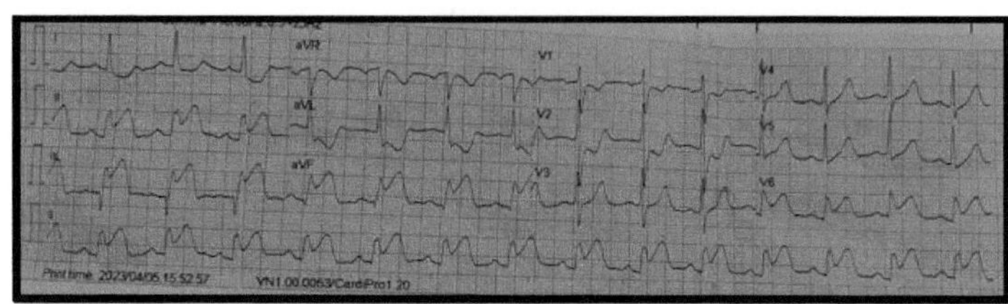

1. **Normalização:**
2. **Ritmo:**
3. **Frequência cardíaca:**
4. **Onda P:**
5. **Intervalo PR:**
6. **Segmento ST:**
7. **Ondas T:**
8. **Sistema de condução:**
9. **Alargamento da câmara:**
10. **Eixo:**
11. **Diagnóstico provisório/diferencial com base na história:**

Praticar ECG 42

Breve história do caso: Doente do sexo feminino, 78 anos, com queixas de dores no peito.

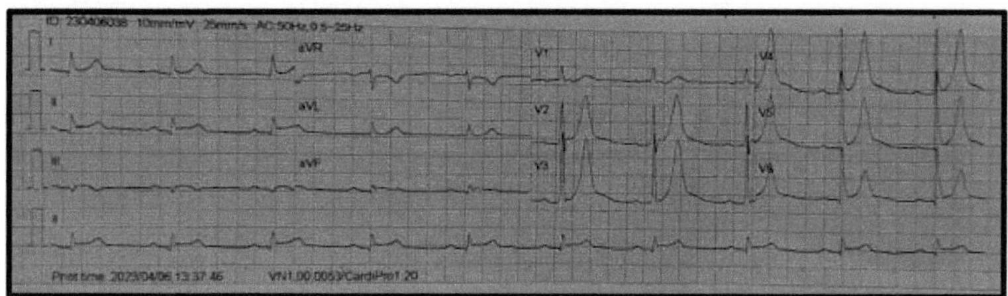

1. **Normalização:**
2. **Ritmo:**
3. **Frequência cardíaca:**
4. **Onda P:**
5. **Intervalo PR:**
6. **Segmento ST:**
7. **Ondas T:**
8. **Sistema de condução:**
9. **Alargamento da câmara:**
10. **Eixo:**
11. **Diagnóstico provisório/diferencial com base na história:**

Prática de ECG 43

Breve história do caso: Doente do sexo masculino, 88 anos, com queixas de síncope e episódios ocasionais de falta de ar.

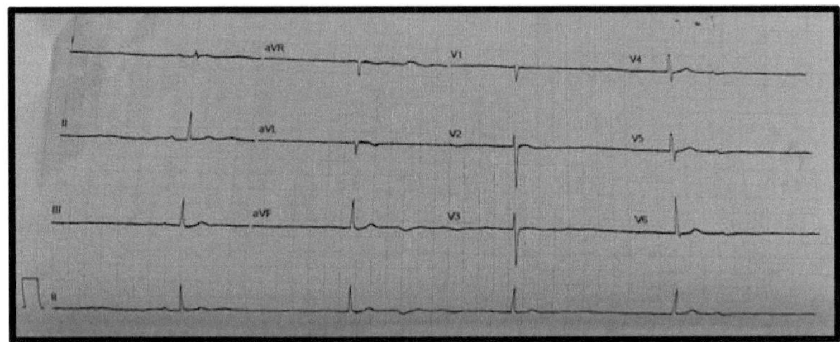

1. **Normalização:**
2. **Ritmo:**
3. **Frequência cardíaca:**
4. **Onda P:**
5. **Intervalo PR:**
6. **Segmento ST:**
7. **Ondas T:**
8. **Sistema de condução:**
9. **Alargamento da câmara:**
10. **Eixo:**
11. **Diagnóstico provisório/diferencial com base na história:**

Prática de ECG 44

Breve história do caso: Paciente do sexo feminino, 38 anos, queixa-se de um episódio de falta de ar.

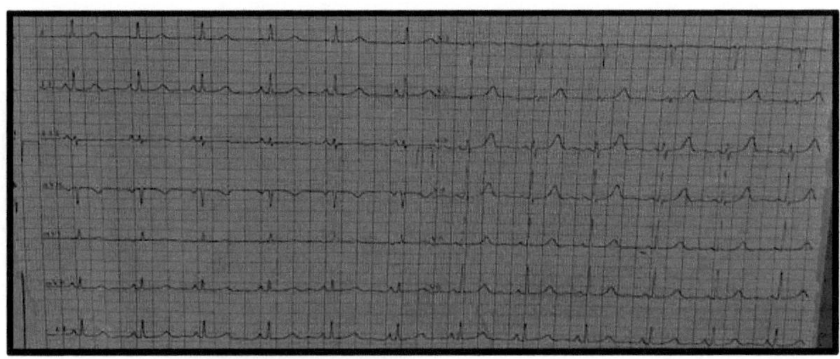

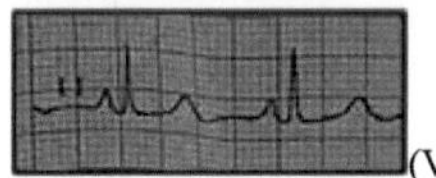
(Vista de perto do Chumbo II)

1. **Normalização:**
2. **Ritmo:**
3. **Frequência cardíaca:**
4. **Onda P:**
5. **Intervalo PR:**
6. **Segmento ST:**
7. **Ondas T:**
8. **Sistema de condução:**
9. **Alargamento da câmara:**
10. **Eixo:**
11. **Diagnóstico provisório/diferencial com base na história:**

Prática de ECG 45

Breve história do caso: Doente do sexo masculino, de 48 anos de idade, queixa-se de dores fortes no peito e vem à unidade de cuidados intensivos para receber tratamento.

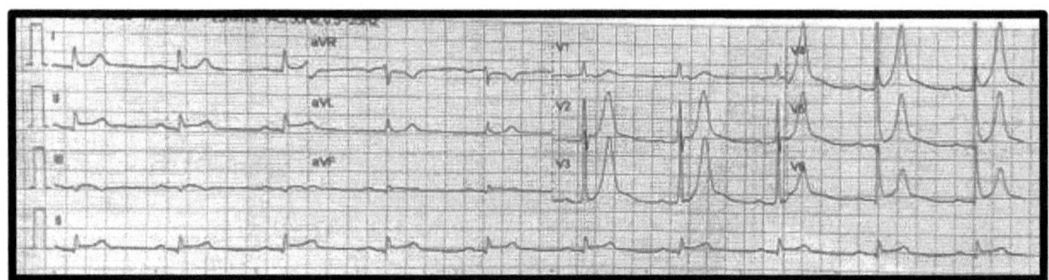

1. **Normalização:**
2. **Ritmo:**
3. **Frequência cardíaca:**
4. **Onda P:**
5. **Intervalo PR:**
6. **Segmento ST:**
7. **Ondas T:**
8. **Sistema de condução:**
9. **Alargamento da câmara:**
10. **Eixo:**
11. **Diagnóstico provisório/diferencial com base na história:**

Prática de ECG 46

Breve história do caso: Doente do sexo masculino, 28 anos, com queixas de dor torácica ligeira e história de tratamento para doença psiquiátrica.

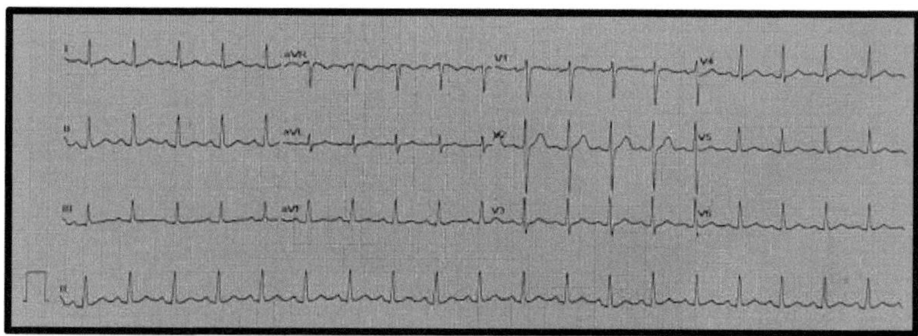

1. **Normalização:**
2. **Ritmo:**
3. **Frequência cardíaca:**
4. **Onda P:**
5. **Intervalo PR:**
6. **Segmento ST:**
7. **Ondas T:**
8. **Sistema de condução:**
9. **Alargamento da câmara:**
10. **Eixo:**
11. **Diagnóstico provisório/diferencial com base na história:**

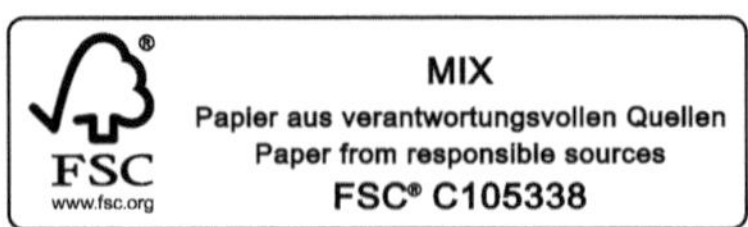

Printed by Books on Demand GmbH, Norderstedt / Germany